KAMPENWAND
VERLAG

ISBN: 978-3986600983

Raiffeisenstr. 4 · D-83377 Vachendorf
www.kampenwand-verlag.de

Versand & Vertrieb durch Nova MD GmbH
www.novamd.de · bestellung@novamd.de · +49 (0) 861 166 17 27

Text: Johann v. Nepomuk Glück
Bilder: Johann v. Nepomuk Glück
Shutterstock: raulripnu3, SHARKY PHOTOGRAPHY, Hakan Eliacik,
Lehrer, Keith Hider, Dinkoobraz, Daria Ustiugova, Mykyta Voloshyn Voloh,
Ton Photographer 4289
Druck: Printed in Czech Republic
FINIDR, s.r.o. · Lípová 1965 · 737 01 Český Těšín · Česká republika

JOHANN V.
NEPOMUK GLÜCK

LASS **Heilpflanzen** UND **Heilsteine** ZU DIR SPRECHEN

33 Heilpflanzen
und Heilstein
Kombinationen

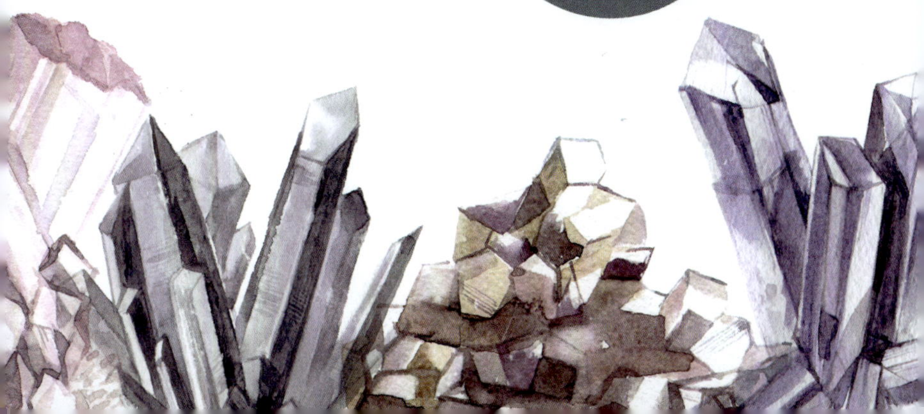

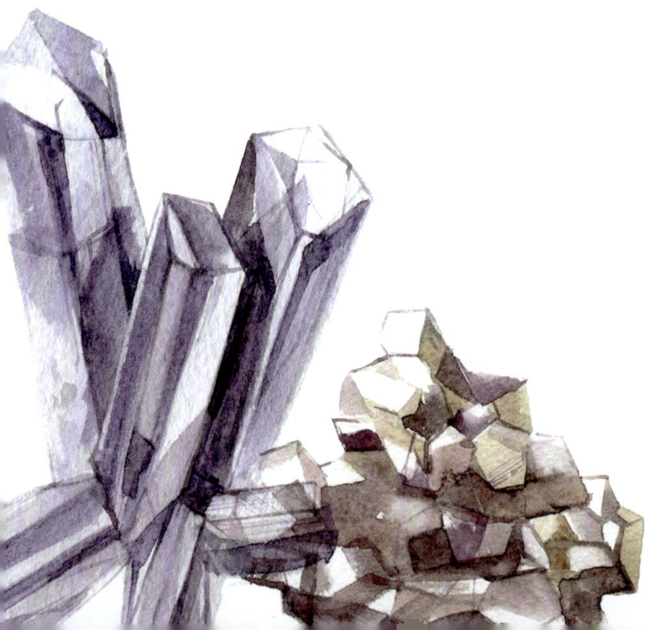

PERSONALISIERE
DEIN BUCH

DIESES
BUCH GEHÖRT:

____

DEIN GEBURTSDATUM:

____

Die Gedanken, Methoden und Anregungen in dem Buch „Lass Heilpflanzen und Heilsteine zu dir sprechen" stellen die Meinung bzw. die Erfahrung des Verfassers dar. Das Buch ist sorgfältig verfasst, geprüft und nach bestem Wissen und Gewissen erarbeitet worden. Dennoch können Fehler bei der intensiven Recherche nicht vollständig ausgeschlossen werden. Dieses Buch ist kein medizinisches Nachschlagewerk und kein Ersatz für individuelle und medizinische Beratung und Behandlung. Das Werk versteht sich vielmehr als Ergänzung und Komplettierung bereits bestehender, funktionierender und anerkannter Gesundheitsempfehlungen und soll Hilfreiches und Informatives rund um Heilpflanzen und Heilsteine bieten und Verwendungsmöglichkeiten aufzeigen. Eine Garantie — insbesondere auf Heilung — kann nicht übernommen werden und das Buch bietet auch keinen Ersatz für die Einholung eines medizinischen Rates sowie für Behandlungen durch einen Arzt, Homöopathen, Arzt für Naturheilkunde oder einen Heilpraktiker.
Im Falle einer Erkrankung und/oder bei Auftreten von Beschwerden und/oder sonstigen negativen Reaktionen ist deshalb unbedingt ein Arzt des Vertrauens aufzusuchen. Ferner weist der Autor darauf hin, dass ärztliche Verordnungen nicht ohne Rücksprache mit diesen reduziert oder abgesetzt werden sollten.
Alle in diesem Buch vermittelten Informationen erfolgen ohne Gewähr. Jeder Leser dieses Buches ist selbst verantwortlich für den Umgang und die Anwendung der Informationen, die wir in diesem Buch geben und die Anwendung der Heilpflanzen und Heilsteine erfolgt gänzlich auf eigene Gefahr.
Eine Haftung des Autors oder des Verlages und seiner Beauftragten sowie aller Personen, die an diesem Buch mitgearbeitet haben, ist für Personen -, Sach- und Vermögensschäden ausdrücklich ausgeschlossen.

Einige Wildkräuter sind geschützt und dürfen nicht gepflückt werden. Wenn du ungeschützte Wildkräuter in der freien Natur sammeln möchtest dann bitte nur nach der „Handstraußregel" und nicht in Naturschutzgebieten. Beachte bitte die Vorschriften der staatlichen Naturschutzbehörde.

Aus Gründen der besseren Lesbarkeit wird auf die gleichzeitige Verwendung der Sprachformen männlich, weiblich und divers (m/w/d) verzichtet.

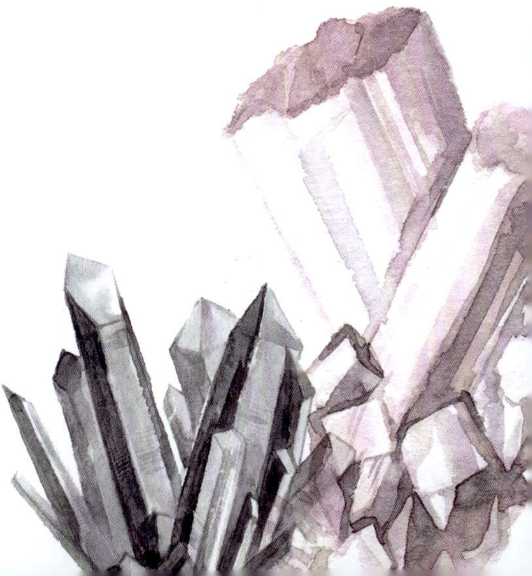

INHALTSVERZEICHNIS

IN LIEBE
FÜR ANITA,
SISSI UND
ANASTASIA

Ich bedanke
mich bei Mutter Erde, unserer großen
Gastgeberin und der unerschöpflichen
göttlichen Quelle, die uns jederzeit
ihre heilsamen Kräfte zur Verfügung stellt,
um Körper, Geist und Seele zu stärken.

Herzlichen Dank
an den Kampenwand Verlag,
der an mein Werk glaubte und
an jeden, der mein
Buch liest.

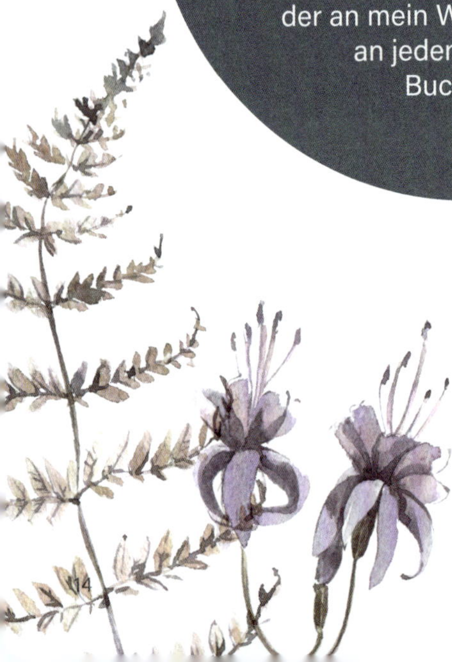

Dieses Buch entstand, um deine mentale Heilkraft und deine Selbstheilungskräfte in dir zu fördern, zu stärken und dich vermehrt mit Mutter Erde und deinem höheren Selbst zu verbinden. Es kann dich darin unterstützen, dein Leben wieder in die eigene Hand zu nehmen und dich von Abhängigkeiten, Fremdbestimmung und destruktiven Mustern zu befreien. Es erleichtert deinen energetischen Aufstiegsprozess, löscht und erlöst deine alten Verhaltensweisen und Muster, die durch alte Verletzungen entstanden sind. Es kann dir zwar am Anfang möglicherweise ein wenig schwer fallen, dich von deinen alten Gewohnheiten zu befreien, doch wenn du mehr Freude in deinem Leben zulassen kannst, geht die Sonne in dir auf und verstärkt dein inneres Strahlen.

Bei allen körperlichen, psychischen, mentalen und seelischen Nöten kann dieses Buch eingesetzt werden, um den Umkehrschub von eigenen Selbstsabotageprogrammen oder negativen Einflüssen von außen einzuleiten. Das magische Schutzschild der Heilpflanzen- und Heilstein Kombinationen baut sich beim Lesen immer mehr auf und die von außen (oder innen) wirkenden, störenden Energien von Angst, Neid, Frust, Wut, Zorn und Panik bzw. Energieattacken, die ein dunkles, schweres Energiefeld sind, werden somit erhellt und können sich immer mehr auflösen.
Wo Licht ist, hat Dunkelheit keine Chance und keine Macht mehr in deinem Leben zu wirken.
Je mehr du dich den Heilpflanzen und Heilsteinen zuwendest, ihnen dein Vertrauen schenkst und dich dafür öffnest, deine eigene göttliche Magie erweckst, desto freudiger, kraftvoller, gesünder und lebendiger wird dein Leben verlaufen bzw. sein oder wieder hergestellt.
Da du dieses magische Buch in Händen hältst, hast du JA gesagt zu deiner dir innewohnenden göttlichen Kraft und somit bist du auf dem Weg, dein eigener, unabhängiger Lichtbringer für dich, dein Umfeld und die Welt zu werden. Es ist, als wenn du in dir eine neue,

starke Lebenskerze entzündest. Durch die Verbindung mit den Heilpflanzen und Heilsteinen konfigurierst du dich quasi neu. Je mehr Menschen diese Kerze in sich entzünden, je heller, strahlender, friedlicher und liebevoller wird unsere Welt.

Jeder für sich ist ein Heilsbringer und Segen für die Gemeinschaft. Du bist hier inkarniert, um zu lernen, denn bedenke die Erde ist ein LERNPLANET.
Wir haben alle den göttlichen Funken in uns. Auch, wenn du tief gefallen bist, wird dich Gottes Hand niemals strafen, sondern er freut sich über jede einzelne Seele, welche zur goldenen Urquelle umkehrt, seine vergangenen Fehler bereinigt, bereut und geläutert seine Bestimmung erfüllt.
Möglicherweise bist du auch ein Botschafter für die Naturwelt und die Tierwelt.
Herzlich Willkommen in der Naturgemeinschaft.
Lasst uns gemeinsam das Schwingungsfeld erhöhen, um mehr LIEBE UND LICHT und vor allen Dingen FRIEDEN und FREIHEIT zu leben und zu verbreiten und in die NEUE WELT zu tragen, welche aus den eigenen positiven Gedanken erschaffen wird.
Du bist der Schöpfer deines Lebens, du erschaffst deine Welt mit deinen Gedanken, du hast die Urkraft in dir, die dich NEU ERBLÜHEN lässt, egal, welche Herausforderungen du in deinem Leben zu meistern hast oder hattest.
Wenn du diese Zeilen liest, ist es gut möglich, dass du auch die Seelenaufgabe hast, altes Karma von deinen Ahnen aufzulösen. Jetzt ist die Zeit gekommen. Du erhältst aus der Verbindung mit den Heilpflanzen und Heilsteinen Kraft und Energie, um deine Aufgabe mit Bravour zu meistern. Durch deinen energetischen Aufstieg gelangst du nun in deine eigene Meisterschaft, denn du hast gelernt mit den Kräften der Dualität hier auf Erden umzugehen. Wertschätze und ehre dich für all deine Anstrengungen und Bemühungen, die jetzt

endlich lichte Früchte in dein Leben tragen. Genieße dein Leben, das Schlimmste liegt hinter dir und du darfst ein herrliches Neuland betreten. Behalte deine Licht-Macht in dir, gib sie nicht mehr ab, behüte sie und lenke sie zum Wohle von allem was ist.

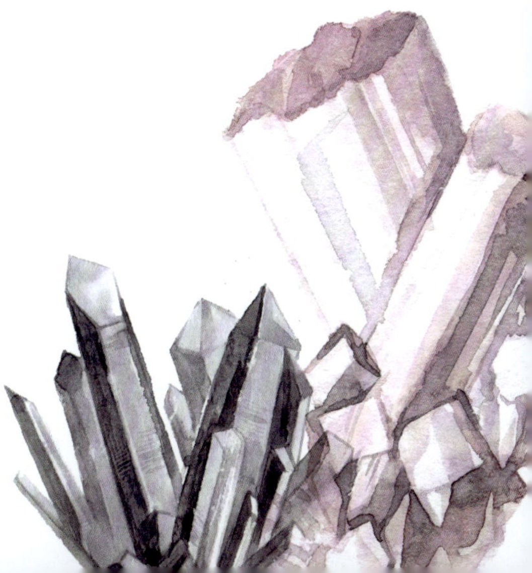

ANLEITUNG

Nimm das Buch und halte es an dein Herz und frage dich: Was ist heute wichtig für mich, was kann mich heute unterstützen? Dann blättere es auf und stoppe nach deinem Gefühl. Jetzt hast du deine Tagesbotschaft.

PRAKTISCHE TIPPS IN DEINEM ALLTAG

Die Bilderkombinationen der Heilpflanzen und Heilsteine bewirken schon bei der Betrachtung eine Erhöhung der Schwingungsfrequenz, denn alle Heilsteine und Heilpflanzen haben Wirkung auf die Seele und dadurch auch auf den Körper.

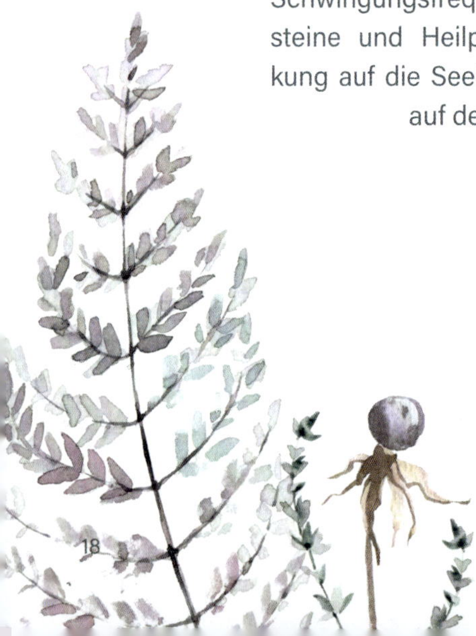

JEDE KOMBINATION BEINHALTET FOLGENDE DINGE:

eine Zahl
zwei Bilder
eine Affirmation
ein Schlüsselwort
zwei Botschaften in Kurzform
(bei den Bildern) und etwas
ausführlicher (im Textbereich)
Wirkungsspektrum der Heilpflanze

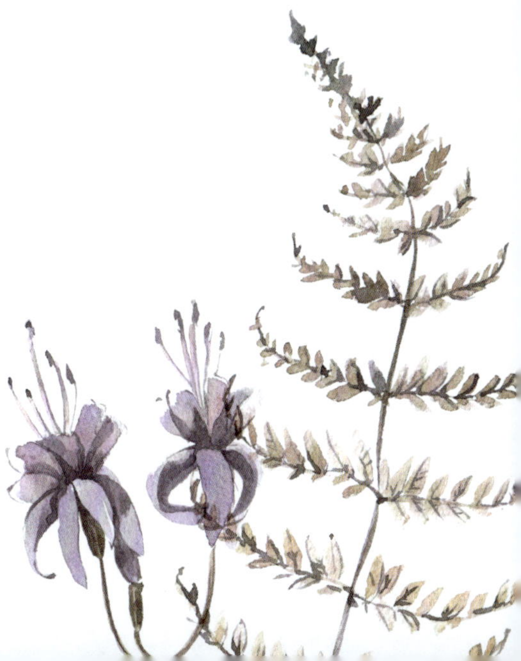

ZAHL

Die Zahl der Kombination, zum Beispiel durch Auffächern des Buches, spontan wählen. Jede Zahl hat ihre eigene Schwingungsfrequenz (Numerologie). Vielleicht begegnet dir auch immer wieder die gleiche Zahl im Alltag, dann ist es gut möglich, dass du von deinem höheren Selbst eine Information erhältst und diese dann beachten solltest.

BILDER

Das Visualisieren der Bilder stärkt deine Beobachtungsgabe, bringt dich zur Ruhe und fördert die Kraft deines Geistes. Wenn du zum Beispiel eine Vision für die Zukunft bildlich in dir aufrecht hältst und sie dann auch noch fühlen kannst, förderst du deren Realität in deinem Leben. Wenn es dein Seelenplan dann auch noch vorsieht, kommt es zur Wunscherfüllung.

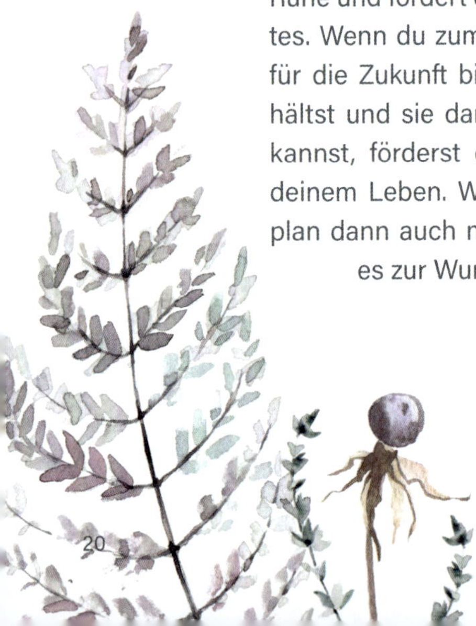

AFFIRMATION

Die Affirmation 21 – 28 Tage mehrmals lesen, oder noch besser aussprechen, unterstützt dich in deinem Neustart.

SCHLÜSSELWORT

Das Schlüsselwort sagt dir kurz und knackig, was wichtig ist und gerade in deinem Leben Priorität hat.

BOTSCHAFTEN

Die Botschaften bringen dir mehr Informationen für deine aktuelle Situation, können Verdecktes oder Verborgenes in dir beleuchten, dich stärken und einen AHA-Effekt erzeugen und richtungsweisend wirken.

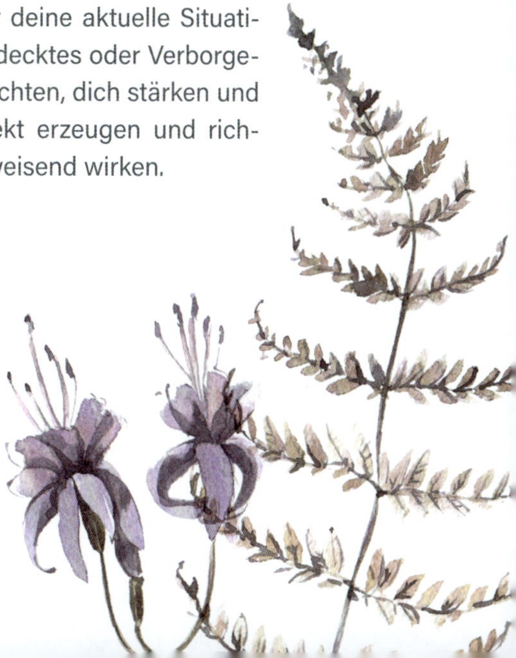

WIRKUNGSSPEKTRUM HEILPFLANZEN / HEILSTEINE

Es ist phänomenal, wie vielfältig und ausgeklügelt und mit welchen Naturheilkräften die verschiedenen Pflanzen und Steine ausgestattet sind. Für mich ist das ein Wunder. Jedes Organ im Menschen hat eine eigene Schwingungsfrequenz und Ton (Hertz), um die Gesundheit aufrecht zu erhalten. Fällt diese durch Krankheit ab, schreit das Organ förmlich nach Hilfe und Heilung, dadurch entsteht Schmerz im Körper. Die Heilpflanzen und Kräuter können dann durch ihre Inhaltsstoffe regulierend eingreifen. Wenn du z.B. Probleme mit deinem Magen hast, kommen Magenkräuter zum Einsatz, welche genau diese Frequenz in sich tragen, um deine Zellschwingung des Magens wieder zu erhöhen und in das Gleichgewicht zu bringen. So hat jedes Organ seine ihm zur Verfügung stehende spezielle Heilpflanze und den dazugehörigen Heilstein. Für mich sind sie eine natürliche Hausapotheke geworden, die mir jederzeit sofort zur Verfügung steht.

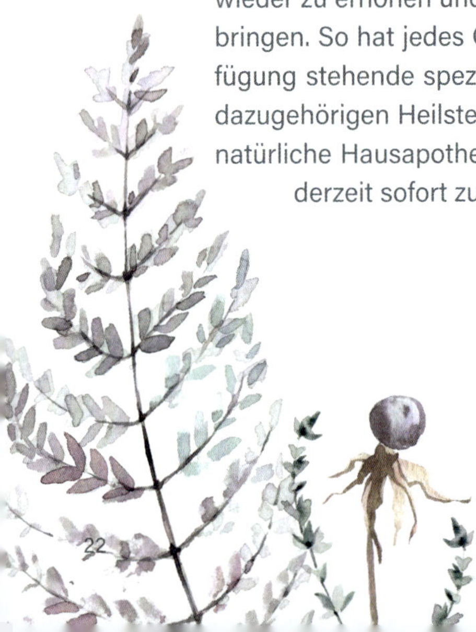

GARTENBESITZER AUFGEPASST!

Es ist immer wieder erstaunlich, wie die Heilpflanzen, welche man am dringlichsten braucht, sich im Garten einfinden und ansiedeln. Je intensiver du dich auf deine Pflanzen im Garten einlässt und ihnen einen natürlichen Lebensraum anbietest, desto mehr wirst du mit deinem Garten eine heilende Symbiose eingehen. Naturnahe Gärten, in denen sich Brennnessel, Löwenzahn, Gänseblümchen und Co., noch einfinden dürfen, sind ein Fünf-Sterne-Paradies für alle Lebewesen. Allein schon eine „wilde Ecke" in einem kleinen Garten ist ein Segen für dich und die Natur.

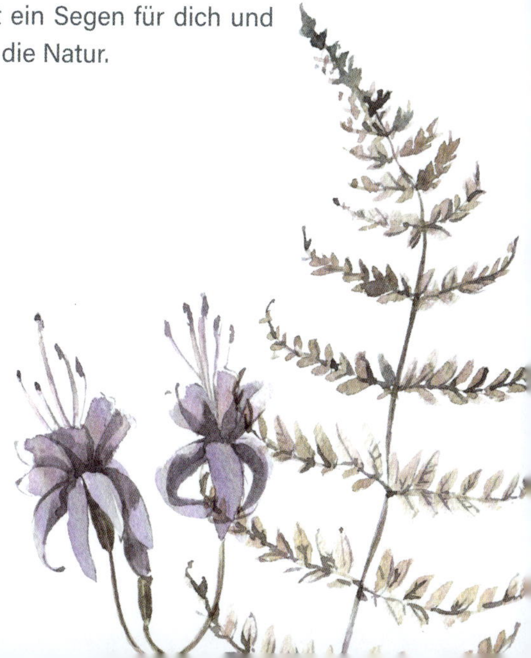

BALKONKÄSTEN

Auch Balkonkästen bieten eine perfekte Möglichkeit einen kleinen Zaubergarten für sich zu pflanzen und bringen viel Freude beim lustvollen Gärtnern.

FENSTERBANK GARTEN

Bio-Sprossen und auch Micro Green, welche geeignet sind, in der Küche zu keimen, sind einfach und genial. Die kleinen keimenden Samen entwickeln sich in wenigen Tagen zum Super Green Food. Damit hat jeder die Möglichkeit, sich mit hochwertiger Grünkraft zu versorgen.

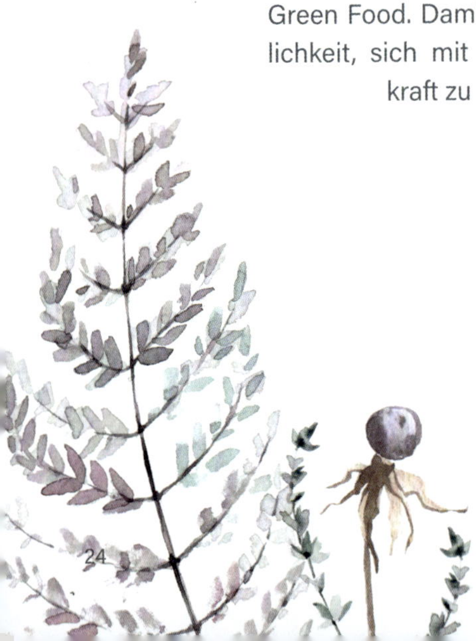

HEILPFLANZEN-KRÄUTER

Die gesundheitsfördernden, beglückenden Wirkstoffe fördern das Wohlbefinden, denn die Heilpflanzen kann man vielfältig einsetzen:

In die Blumenvase stellen
Tee davon trinken
Zum Kochen verwenden
Tinkturen herstellen
Ölauszüge herstellen
Duftlampe / Aromatherapie
Getrocknete Kräuter als Kräutersäckchen oder Kissen für den Schlafbereich verwenden
Verräuchern
(Unbedingt dabei Fenster öffnen)

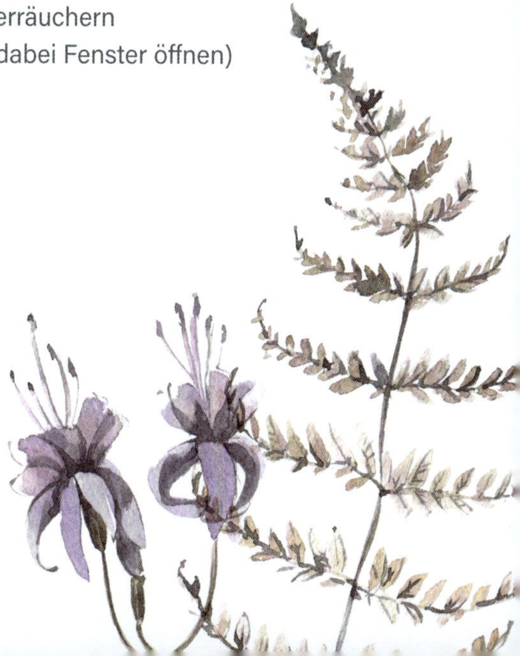

ANWENDUNG DER HEILPFLANZEN ALS KUR:

Es ist ratsam getrocknete oder frische Heilpflanzen einer Sorte nicht länger als sechs Wochen täglich zu sich zu nehmen, denn zu viel vom „Guten" ist eine Überdosierung und kann den Körper belasten und evtl. sogar eine Allergie auslösen (z.B. Korbblütler). Nach einer längeren Pause kann man die Kur jederzeit wiederholen.

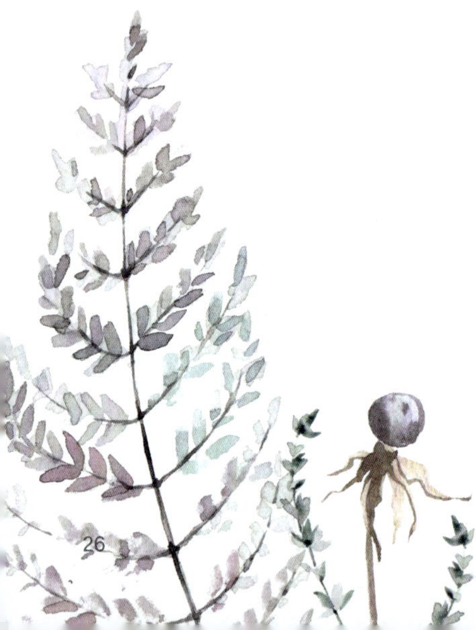

FRÜHSTÜCKSTEE UND DURSTLÖSCHER:

Für meinen täglichen Frühstückstee wähle ich spontan immer wieder unterschiedliche Kräuter, je nach Jahreszeit. Pfefferminz oder Zitronengras wirken an heißen Tagen sehr erfrischend, Linden- und Holunderblüte wirken wärmend und heizen von innen ein. Die Zeit der Zubereitung ist variabel, je nach Teesorte und eigenem Geschmack, zwischen 5 - 10 Minuten. Bei einigen Heilpflanzen, z.B. dem Spitzwegerich, ist es auch möglich einen Kaltauszug herzustellen (siehe in Kräuterbüchern nach).

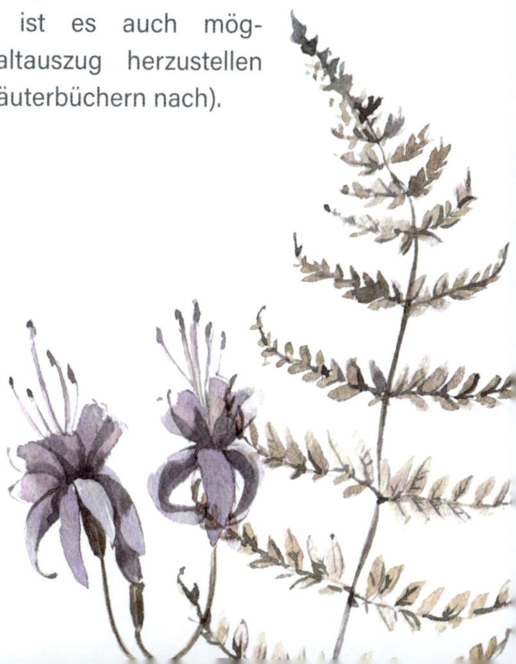

NEUKAUF VON HEILSTEINEN

Fühlst du dich von einem Heilstein besonders angezogen, dann spürst du ganz deutlich, ob du dir diesen erwerben sollst. Jeder Heilstein ist ein Unikat und hat eine spezielle Information in sich und für dich. Sehe ihn als guten Freund und Begleiter auf deinem Lebensweg und vergiss nicht, ihn um seine guten Dienste zu bitten und ihm zu danken.

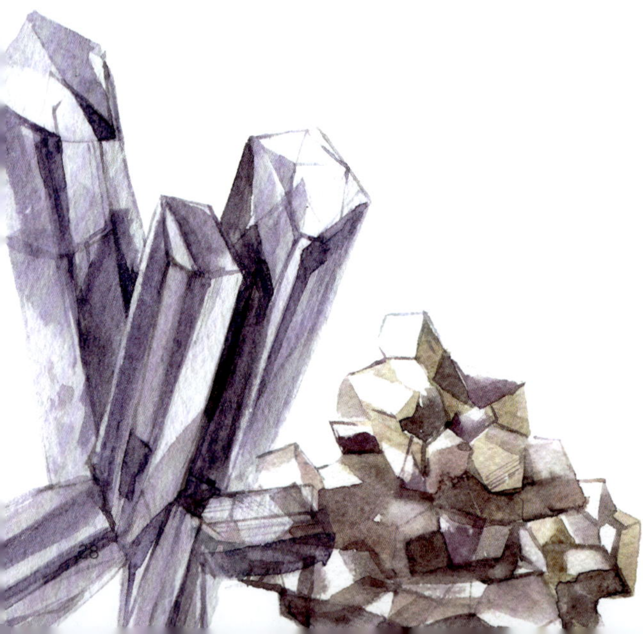

PFLEGE VON HEILSTEINEN

Falls du schon Heilsteine besitzt, gönne ihnen immer wieder eine Reinigung. Je nach Heilstein individuell, z.B. unter fließendem Wasser, in eine Schale mit Hämatit Steinchen legen, in eine Amethystdruse legen, in eine Klangschale legen und antönen. Aufladen kannst du sie im Sonnen- oder Mondlicht, in einer Schale mit Bergkristallen oder auf einer Bergkristallgruppe, individuell, je nach Stein-Art (siehe in Heilsteinbüchern nach).

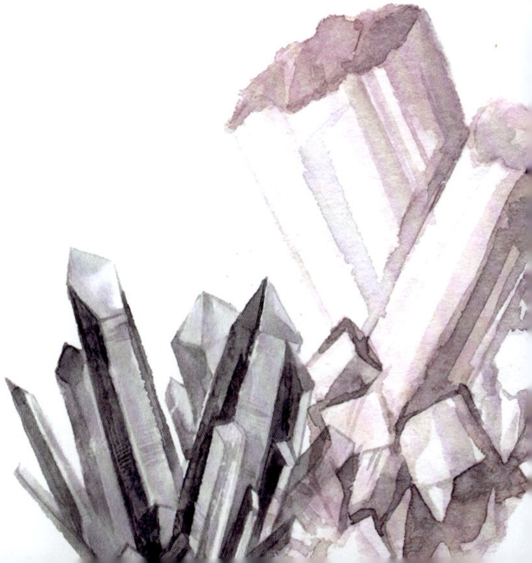

DEIN NEUER BEGLEITER

Egal, ob du einen Handschmeichler, ein Armband, eine Halskette, einen Stein zum Aufstellen, für die Massage deiner Reflex- oder Meridianleitbahnen wählst, du wirst die richtige Entscheidung treffen. Wichtig ist, dass du dich mit deinem neuen Begleiter wohlfühlst und ihm einen Ehrenplatz in deinem Leben gibst.

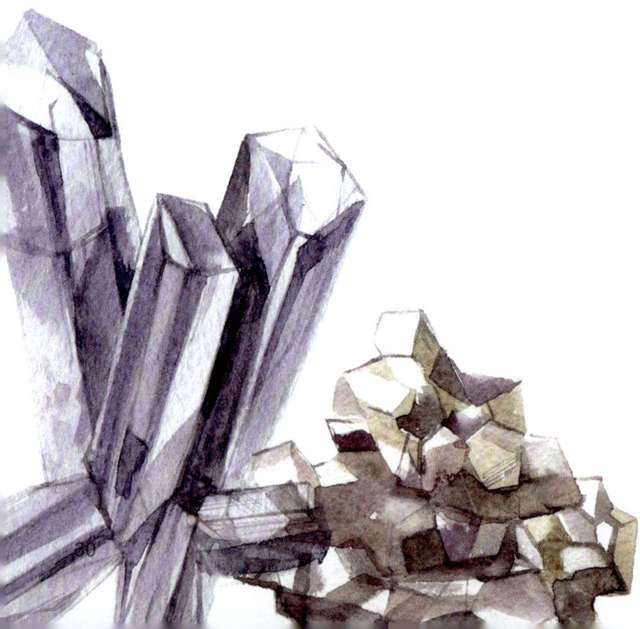

HEILSTEINWASSER

Empfehlenswert ist auch die Energetisierung des Wassers mit Heilsteinen. Du kannst es trinken, zum Kochen verwenden, ins Badewasser geben, deine Blumen damit gießen und wenn du Haustiere hast, biete ihnen das Heilsteinwasser zum Trinken an. Achtung: Nur Steine verwenden, die dafür geeignet sind (siehe Heilsteinbuch). Die Verwendungsmöglichkeiten sind sehr umfangreich und vielfältig. Durch die Erhöhung des Energielevels, welche Heilsteine und Heilkräuter bewirken, können vermehrt belastende Stoffe im Körper freigesetzt und ausgeleitet werden, darum darauf achten viel frisches Wasser zu trinken, um den Entgiftungsprozess zu unterstützen.

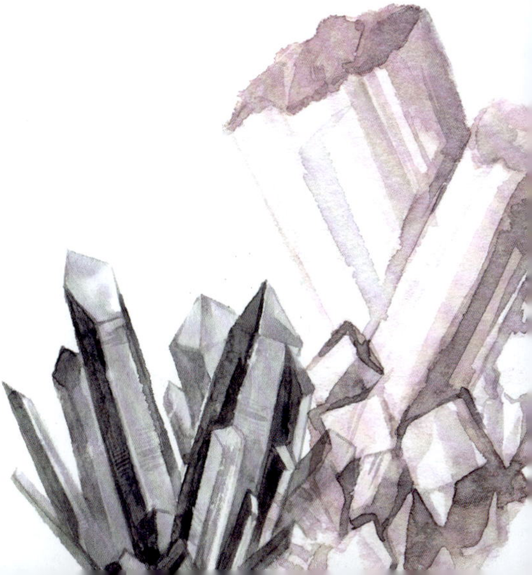

MEERSALZBAD / FUSSBAD

Zur körperlichen- und energetischen Reinigung, und um eine eventuelle Übersäuerung zu vermeiden, ist es empfehlenswert, sich ein Meersalzbad zu gönnen, um Toxine auszuleiten und das Nervensystem zu beruhigen. Falls dies nicht möglich ist, kann das auch durch ein Meersalz-Fußbad ersetzt werden, das ist optimal um Giftstoffe aus den Meridianen und Fußreflexzonen abzuleiten, um dadurch den Körper zu reinigen (z. B. Meersalz, Totes Meer Salz, Basenbad).

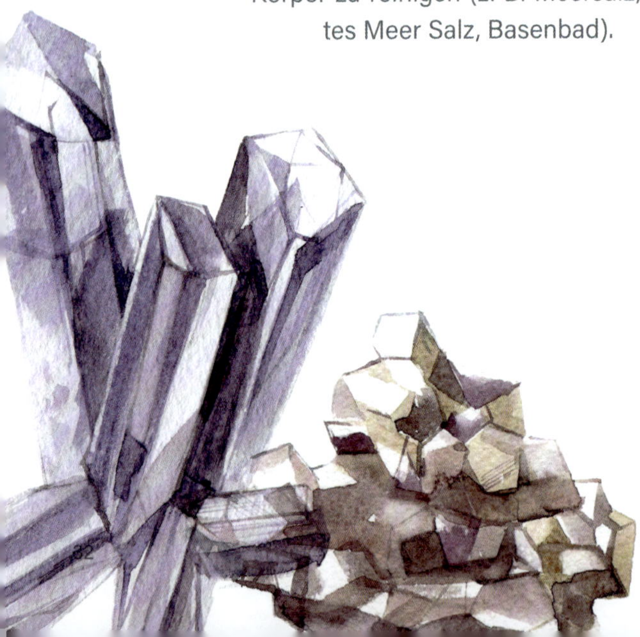

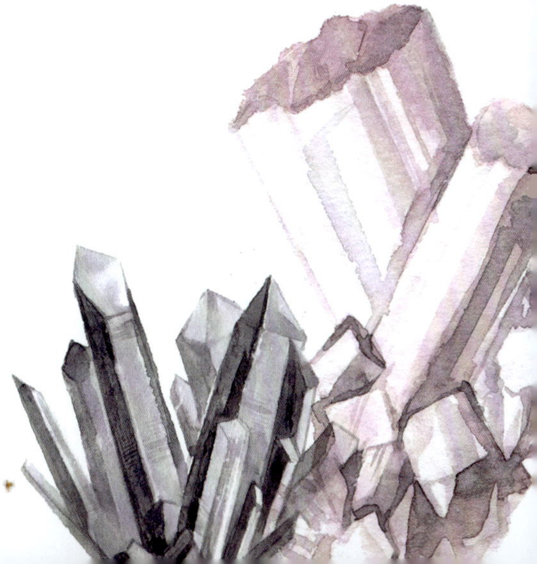

INHALT HEILKOMBINATIONEN

Herzlichen Glückwunsch,
du hast dich dazu entschieden der Natur dein Interesse zu zeigen und Ihr deine Aufmerksamkeit zu schenken.
Mögen dir die Heilpflanzen und Heilsteine viel Freude und Inspiration vermitteln.
Wenn du dich dafür nun öffnest, beginnt deine wunderschöne Reise in das unerschöpfliche magische Land der göttlichen Natur, die auch ein Teil von dir ist.
Du kannst das Buch vielseitig einsetzen, z.B. lässt du dir mental eine Zahl einfallen und erhältst dadurch ganz einfach deine Glücksbotschaft, die dich über den Tag begleitet und unterstützt. Lerne immer mehr, einen friedlichen Umgang mit dir zu pflegen, denn somit unterstützt du auch dein Immunsystem und deine Selbstheilungskräfte.
Auch Fehler gehören zum Alltag. Um aus ihnen zu lernen, akzeptiere diese und liebe dich so, wie du bist — niemand ist fehlerfrei.
Viele haben ihre persönliche Glückszahl oder vielleicht ist es auch deine Geburtstagszahl oder die Quersumme davon (Tag, Monat, Jahr), schaue was sie dir zu sagen hat.
Du kannst auch Zahlenkombinationen wählen und der Reihe nach, die Botschaften lesen.
Deine erste Zahl zeigt dir die **Vergangenheit** auf, die zweite Zahl die **Gegenwart**, die dritte Zahl zeigt dir an, was in der **Zukunft** kommen kann.
Nun lass dich von den Bildern und Worten inspirieren, höre auf die feinen Informationen, die du aus deiner inneren Stille vernimmst.
Mit der Kraft des Geistes kannst du dir ganz schnell etwas Gutes tun, in dem du dir eine Seite des Buches wählst, anschaust und die Farbe der Heilpflanze oder der Heilsteine einatmest und damit deine Aura stärkst. Du kannst dir geistig vorstellen, wie die Farbe dein System auffüllt, unterstützt, reinigt, ausgleicht und schützt, je nach Botschaft. Somit holst du dir die aktuell fehlende Farbschwingung in dein System bzw. in deine Aura (Farbheilkunde).

Das Heilpflanzen- und Heilsteinbuch kann individuell und vielfältig zur Unterstützung und Bereicherung der verschiedenen Lebensbereiche eingesetzt werden.

Tagebuch schreiben:
Es ist empfehlenswert die Eindrücke und Bewusstseinsveränderungen zu notieren.
Du wirst erstaunt sein, was sich in und um dich verändert, wenn du dich aus alten, eingefahrenen Strukturen löst.
Rückblickend dann nochmal zu lesen, wo man vor einem Monat, halben Jahr oder Jahr stand und wie die Naturkräfte gute Dienste leisten, da beginnt man immer mehr Dankbarkeit, Glauben und Vertrauen in sich zu verankern.
Das daraus entstehende gute, gesunde Fundament, welches du dir erschaffen hast, ist ein wertvoller Schatz.
Das lässt dich unabhängiger, vertrauensvoller und mutiger werden und somit bist du dann auch automatisch ein Fels in der Brandung für dich und auch für deine Mitmenschen.

Ich wünsche dir nun viel Freude auf deiner Abenteuerreise in die magische Welt der Heilpflanzen und Heilsteine.

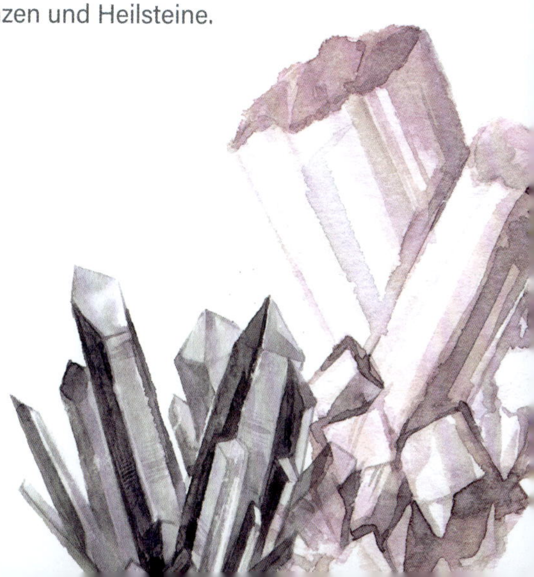

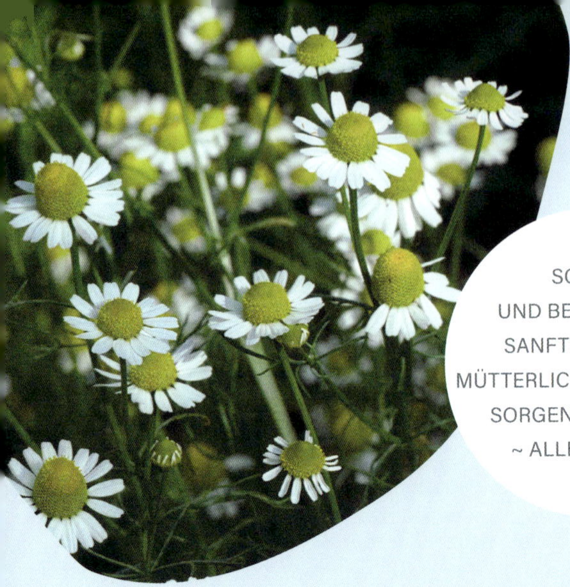

SCHUTZ
UND BERUHIGUNG,
SANFTE HEILUNG,
MÜTTERLICHE UMARMUNG.
SORGEN HELFEN NIE
~ ALLES IST GUT.

1 SORGENFREIHEIT

KAMILLE

Matricaria chamomilla

Das Aroma der ätherischen Öle einer heißen Tasse Tee einzuatmen hilft schon sich zu entspannen, zu entkrampfen und heil zu werden.
Die Kamille hilft dir dabei, die Sonne in deine Gedanken zu tragen. Achte auf deine Gedanken und konzentriere dich auf das Positive und deine Wünsche, damit du nicht das Gegenteil (z.B. Sorgen) manifestierst. Sei eine gute Mutter, auch zu dir selbst, und schenke dir alles, was du vielleicht von deiner Mutter nicht erhalten hast. Gehe liebevoll und sanft mit dir um. Nehme dich selbst von ganzem Herzen an, mit all deinen Facetten. Deine Schattenseiten möchten genauso liebevoll behandelt werden, wie deine lichtvollen Seiten. Die Eigenschaften, die du an dir nicht magst und verdrängst, nennt man auch Kellerkinder. Gehe in deinen Keller und nimm diese „Kinder" in den Arm, tröste sie und hör ihnen zu. Somit heilst du dich tiefgreifend. Abgetrennte Aspekte wirst du somit wieder in dein Leben integrieren. Kläre deine Kellerräume und sei stets eine gute Mutter zu dir.
Familie: Korbblütler

AQUAMARIN

Der Name Aquamarin bedeutet „Aqua Marina = Meerwasser".
Der Stein lädt dich dazu ein, all deine Ängste und Sorgen loszulassen. Übergib sie dem großen Ozean zur Reinigung.
Erfrischt und voller Leichtigkeit kannst du nun dein Leben wieder selbstbewusst gestalten.
Erfüllt von innerem Frieden, positiver Energie und kindlicher Gelassenheit lässt es sich leichter und furchtlos voranschreiten.

WIRKUNGSSPEKTRUM:
Entzündungshemmend, antimikrobiell, spasmolytisch, immunstimulierend, beruhigend, nervenstärkend, blutreinigend, beschleunigt den Heilungsprozess von Wunden, fördert magenschützende Stoffe, bei Gürtelrose, Fieber, Halsentzündung, u.v.m.

AFFIRMATION:
Ich gehe immer vom BESTEN aus.

IMMUNSYSTEMSTÄRKEND.
ICH SCHÄRFE DEN BLICK FÜR DAS WESENTLICHE UND KONZENTRIERE MICH AUF DAS POSITIVE.

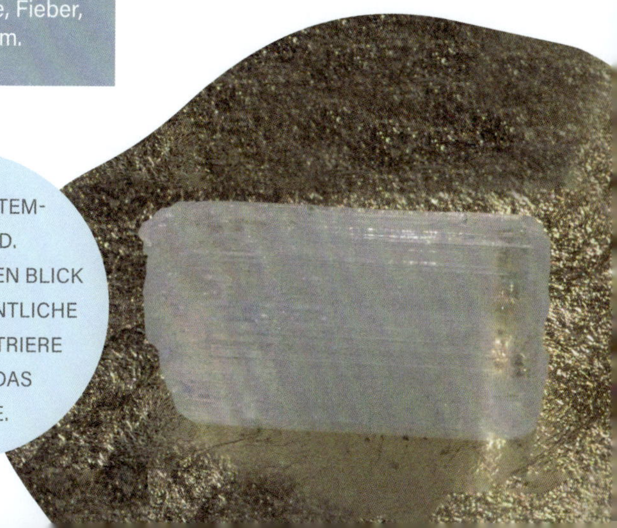

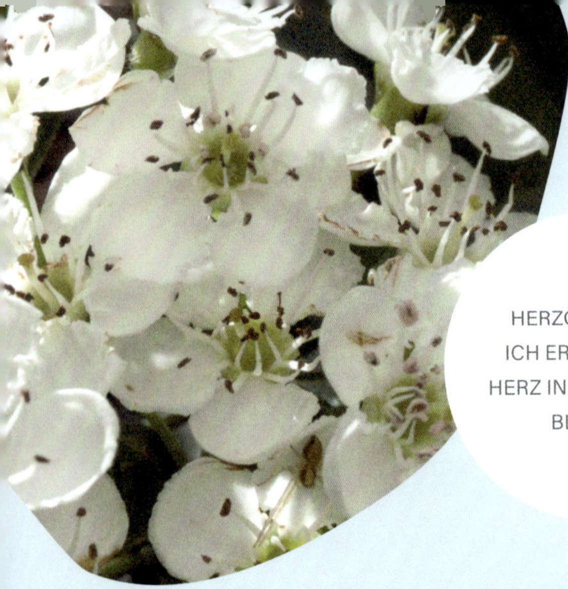

HERZÖFFNEND ~
ICH ERHEBE MEIN
HERZ IN DIE LICHTEN
BLÜTEN.

2 HERZÖFFNUNG

WEIßDORN

Crataegus spec.

Der blühende, duftende Weißdornstrauch ist wie ein Wonne-Bad für dein Herz. Er ermuntert dich, wieder an die Liebe zu glauben und dich dafür zu öffnen. Ebenso erinnert er dich an die gesunde Eigenliebe, denn ohne diese ist Liebe im Außen gar nicht möglich. Lass dich von den Impulsen deines Herzens leiten und höre auf die weise Führung, die dich sanft von deinem inneren Druck befreit und dich auf eine höhere Ebene führt, dadurch können deine Gefühle frei fließen und dein Leben wird beschwingter, leichter und freier. Deine Herzkraft wird dir Flügel wachsen lassen, die dich regelrecht durchs Leben tragen. Dieses Gefühl ist unbeschreiblich schön und wertvoll. Alles was du vermisst, suche erst in dir selbst. Lerne für dich Verständnis zu entwickeln, be- und verurteile dich nicht, nimm dich an, so wie du bist, und lasse Liebe in dein Feld fließen. Verstärke diese Liebe in dir mit dem Satz: „ICH BIN LIEBE", spreche das 21 – 28 Tage aus, somit programmierst du deine Zellen neu.
Familie: Rosengewächse

ROSENQUARZ

Die sanfte, rosa Farbschwingung heilt deine Wunden der Vergangenheit. Er lehrt dich die Selbstannahme, vergebe dir und anderen, liebe dich bedingungslos. Du bist es Wert, geliebt zu werden. Wenn du wieder bereit dazu bist, ziehst du liebevolle Menschen in dein Leben. Es macht viel mehr Freude, die Zeit mit Gleichklangseelchen zu verbringen, die deine Defizite jetzt nicht mehr ausgleichen müssen (was auch niemals wirklich funktioniert und immer in einer Enttäuschung endet), da du erkennst, dass du diese Thematik (keiner hat mich lieb) jetzt in dir geheilt hast. Er bewahrt dich vor allen Dingen vor „falscher" Liebe und unehrlichen Freunden.

WIRKUNGSSPEKTRUM:
Herzmuskelstärkend, durchblutungsfördernd, blutdruckausgleichend, bei nervöser Unruhe, nervenstärkend, verbessert das Ein- und Durchschlafen, bei Stimmungsschwankungen, u.v.m.

AFFIRMATION:
Mit offenem Herzen lasse ich die neuen wunderbaren Dinge und Menschen in mein Leben treten.

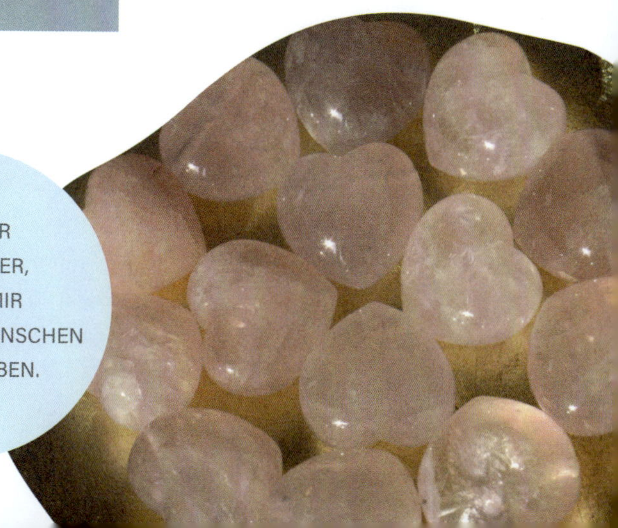

SANFTER HERZHEILER, BRINGT MIR LIEBEVOLLE MENSCHEN IN MEIN LEBEN.

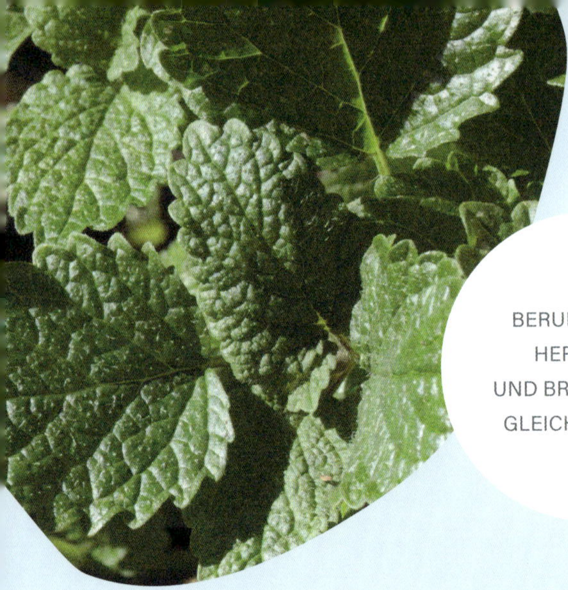

BERUHIGT DEIN HERZELEIN UND BRINGT ES INS GLEICHGEWICHT.

3 SELBSTLIEBE

MELISSE

Melissa officinalis

Die Melisse wird auch Herztrost genannt und das Blatt hat die Signatur des Herzens und deren Adern. Sie unterstützt deine Herzensangelegenheiten und hat vermittelnde Eigenschaften, wenn sich gegensätzliche Meinungen im Weg stehen. Du darfst fleißig, wie ein „Bienchen" sein, aber bitte eins nach dem anderen. Halte inne, zerreibe ein Melissenblatt zwischen deinen Fingern und atme den angenehmen zitronenartigen Duft ein, oder betrachte das Bild, welches dir Ruhe, Kraft und innere Stärke verleiht, somit wirst du in das göttliche Gleichgewicht zurückgeführt. Selbstliebe hat nichts mit dem EGO zu tun, denn nur wenn es dir richtig gut geht, kannst du auch anderen Gutes tun, falls du gerne andere Menschen unterstützt und für sie da bist. Es ist auch deine Herzenskraft, die dich vor niederen Schwingungen und Energien beschützt. Versuche immer mehr aus deinem Herzen zu sprechen, zu fühlen, zu handeln, bzw. zu agieren. Es ist deine Liebeskraft welche in deinem Leben Wunder erschafft und nicht nur in deinem

ROSENQUARZ

Dieser rosa Stein lädt dich mit seiner sanften, erfrischenden und erquickenden Schwingung auf. Er belebt deine Gefühls- und Empfindungswelt. Der Rosenquarz wirkt wie ein Jungbrunnen in deinem Energiefeld. Er hat die Kraft dir ein jugendliches, vitales Erscheinungsbild zu verleihen. Die Herzfrequenz ist die höchste Schwingung und die Kraftquelle in unserem Körper und besitzt besonders heilende Kräfte. Der Rosenquarz erinnert dich daran, dass die Liebe die stärkste und wichtigste Wesensart im Leben ist, welche gelebt und entfaltet werden möchte.

WIRKUNGSSPEKTRUM:
Beruhigend, kräftigend, nervenstärkend, aufmunternd, pilzhemmend, virushemmend, krampflösend, bei Traurigkeit und Melancholie, sowie bei Schwindel und Unruhe, u.v.m.

Leben, denn schon allein, wenn du deinen Mitmenschen begegnest, erhöhst du durch dein hochschwingendes Energiefeld auch deren Energiestatus und sie kommen ebenfalls in eine gute Stimmung, gute Laune und Freude. Das wiederum ist Balsam für die Seele.
Familie: Lippenblütler

AFFIRMATION:
Selbstliebe ist das schönste Geschenk, was ich MIR gönne.

ROMANTIK UND SELBSTLIEBE.
ICH ÖFFNE MEIN HERZTÜRCHEN FÜR DIE LIEBE.

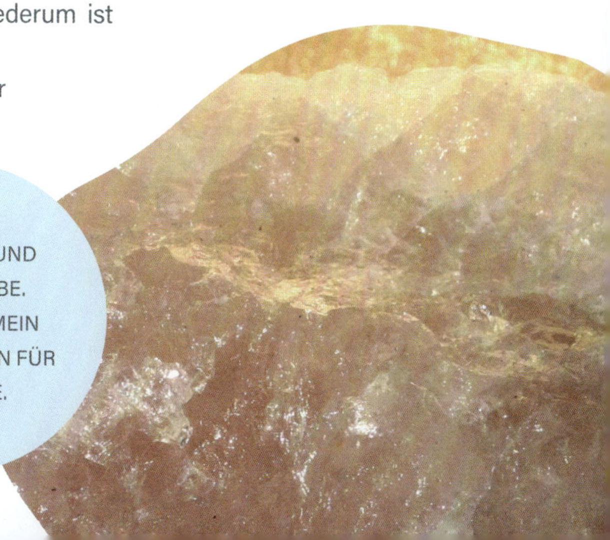

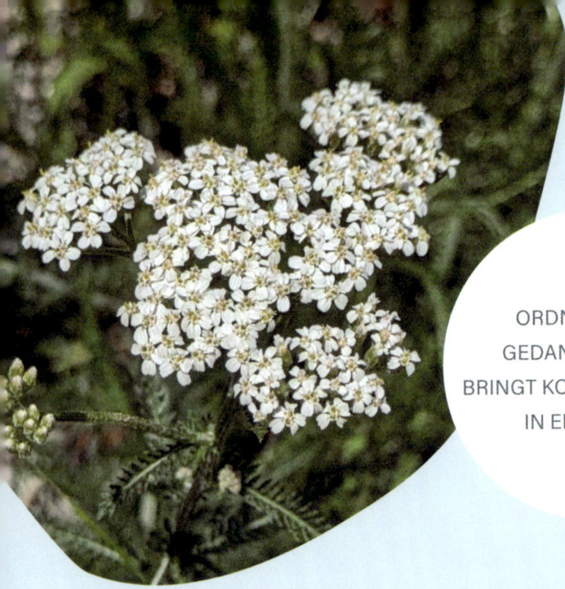

ORDNUNG DER GEDANKENKRAFT BRINGT KOPF UND BAUCH IN EINKLANG.

4 KLARHEIT

SCHAFGARBE

Achillea millefolium

Die Schafgarbe ist ein Tausendsassa unter den Heilkräutern. Der Name „Garbe" steht für das Wort „die Heilende". Sie hilft dir in deine Mitte zu finden, um die innere Stimme wieder klar und deutlich zu vernehmen. Sie versorgt den Körper mit verfeinerten Energieschwingungen. Das Kraut unterstützt deinen männlichen Aspekt: Struktur, Ordnung, Sicherheit, Geradlinigkeit und Stärke.

Sie schenkt dir Klarheit und ordnet dein inneres Chaos, somit werden sich auch verwirrende Situationen in deinem Leben klären und auflösen. Es ist vielleicht auch hilfreich, dich von einer männlichen Person unterstützen zu lassen, z.B. einem Partner, Berater, Anwalt oder Arzt.

Sei dankbar für all die Unterstützung, die dich in die Klarheit bringen und nun kannst du diese Qualitäten auch in dir entwickeln, um deine Defizite auszugleichen.

Denn wie innen so außen!

Familie: Korbblütler

BERGKRISTALL

Der Bergkristall ist der Kaiser unter den Heilsteinen. Er verstärkt die Wirkung jedes anderen Heilsteins. Er beruhigt, klärt, ordnet und bringt Struktur in dein Leben. Als „Master Healer" fördert er Achtsamkeit, das spirituelle Bewusstsein und harmonisiert die aus dem Gleichgewicht geratenen Ying-Yang-Kräfte. Er kühlt das „Gemüt" und fördert deinen Realitätssinn, damit du auch einmal nüchtern, klar und objektiv dein Leben betrachten und meistern kannst. Hinderliche Energien werden somit erlöst. Deinen Wünschen steht jetzt nichts mehr im Weg.

WIRKUNGSSPEKTRUM:
Entkrampfend, antibakteriell, appetitanregend, blutreinigend, krampflösend, durchblutungsfördernd, beruhigend, u.v.m.

AFFIRMATION:
Die göttliche Ordnung und Struktur bringen mich wieder in meine Mitte und Klarheit.

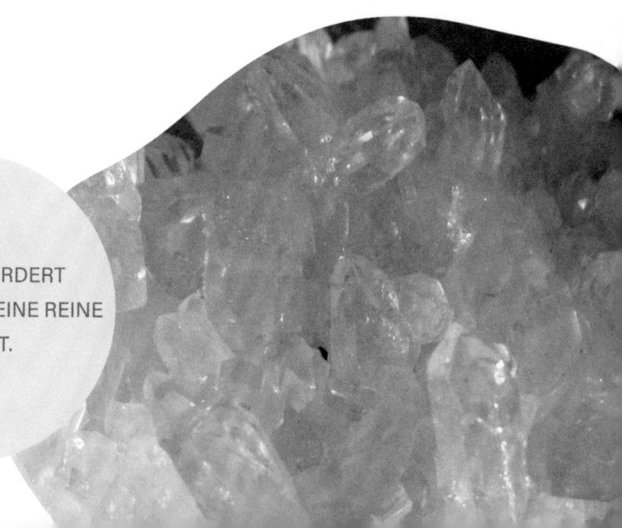

KLARHEIT FÖRDERT STRUKTUR UND EINE REINE ABSICHT.

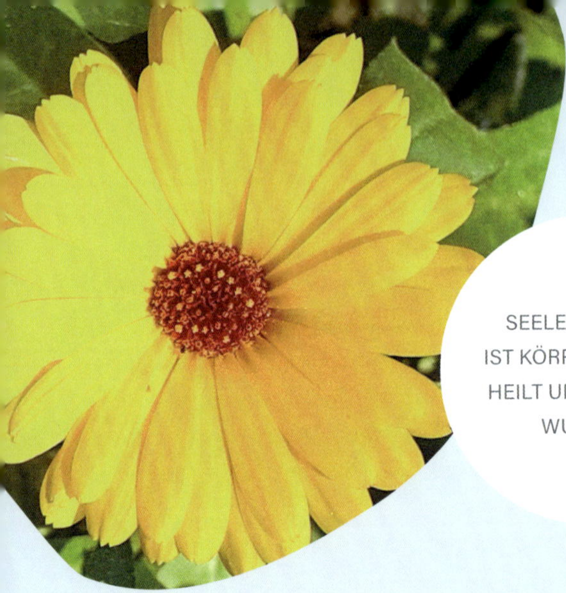

SEELENHEILUNG
IST KÖRPERHEILUNG.
HEILT UNSICHTBARE
WUNDEN.

5 SEELENHEIL

RINGELBLUME

Calendula officinalis

Ist ein sonniger Tag zu erwarten, dann öffnet sie ihre essbaren, strahlenden Blüten bereits am frühen Morgen.

Lasse auch du die Lebenswärme in dein Herz strahlen indem du es öffnest. Sie ist seit jeher wegen ihrer vielfältigen Heilkraft sehr geschätzt. Sie verkörpert und lehrt uns Freiheit, Lebenslust und Wildheit.

Die Ringelblume vereint auch die Aspekte Werden und Vergehen. Alles ist „EINS" hab keine Angst. Nichts kann wirklich getrennt werden, wenn wir es in die Liebe und Gottes Hände legen, dadurch ermöglichst du die Wiederherstellung der göttlichen Ordnung in deinem System.

Sie schenkt dir ihren Schutz und ihre unverwüstliche Kraft und steht dir treu zur Seite.

Lasse voller Vertrauen auch einmal los um neu zu erstrahlen.

Familie: Korbblütler

GOLD / AURUM

Gold verkörpert die strahlende und lebensspendende Kraft der Sonne, die es vermag unsere Seele und unser Sonnenorgan Herz zu heilen. Es ist die goldgelbe Farbe, die unsere Schwingung auf die nächst höhere Stufe stellt und uns in die goldene Mitte zurückführt.

WIRKUNGSSPEKTRUM:
Abwehrkräftestärkend, bakterienentgegenwirkend, wundheilend, entzündungshemmend, krampflösend, pilztötend, reinigend, schweißtreibend, bei Hautproblemen, enthält Lutein (fördert die Augengesundheit), u.v.m.

AFFIRMATION:
Ich lege meine seelischen Wunden in Gottes liebende, heilende Hände.

DER GOLDENE FADEN, DER GETRENNTES WIEDER VEREINT ~ ICH ÜBERLASSE ES DEN HÖHEREN KRÄFTEN UND ÜBERLASSE ES GOTT.

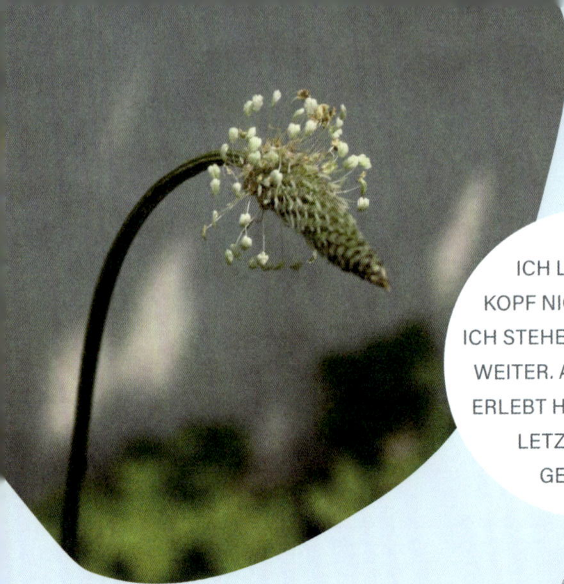

ICH LASSE DEN KOPF NICHT HÄNGEN. ICH STEHE AUF UND GEHE WEITER. ALLES WAS ICH ERLEBT HABE, HAT MICH LETZTENDLICH GESTÄRKT.

6 AUFSTEHEN/ WEITERGEHEN

SPITZWEGERICH

Plantago lanceolata

Das Heilkraut richtet dich wieder auf und ermutigt dich, schwierige Situationen zu meistern, hinter dir zu lassen, vorwärts zu schauen und zu gehen.

Der Wegerich ist eine der ältesten Universalheilmittel der Naturheilkunde. Der Begriff „Stehaufmännchen" oder „Notpflaster" sagt alles über die Wirkung der Heilpflanze aus. Auch, wenn man dich oft im Leben nicht wahrgenommen, dich übersehen oder energetisch regelrecht „überfahren" hat, diese Zeit ist jetzt vorbei, denn du hast aus allen Situationen gelernt und manche haben dich sogar gestärkt. Sei nicht mehr bereit der Spielball für andere zu sein. Stehe auf und gehe weiter. Mach dich hübsch oder kaufe dir, z.B. was Schönes zum Anziehen, du darfst gesehen werden. Freue dich, denn jetzt kommt wieder mehr Bewegung in dein Leben.

Familie: Wegerich Gewächse

Nebenbei bemerkt: Der Spitzwegerich ist ein hervorragendes Hustenkraut und der grüne Fluorit regeneriert das Lungengewebe

FLUORIT GRÜN

Er unterstützt deinen individuellen Lebensweg und löst Fremdbestimmungen und alte „Strickmuster" auf.
Er befreit dich aus deinem „Wollknäuel" der Verstrickungen.
Es ist deine freie Entscheidung deinen fürstlichen Weg zu beschreiten – komm trau dich, es geht schon gut.

WIRKUNGSSPEKTRUM:
Reizlindernd, hustenlindernd, juckreizlindernd, bei Insektenstichen und Brennnessel Verbrennungen, antibakteriell, blutstillend, u.v.m.

— was für eine tolle Kombination. Empfehlenswert ist, den Heilstein schon bei allergischen Reaktionen (Heuschnupfen) bei sich zu tragen, um evt. Asthma vorzubeugen.

AFFIRMATION:
Ich gehe voller Würde, Kraft und Demut meinen gesegneten Weg.

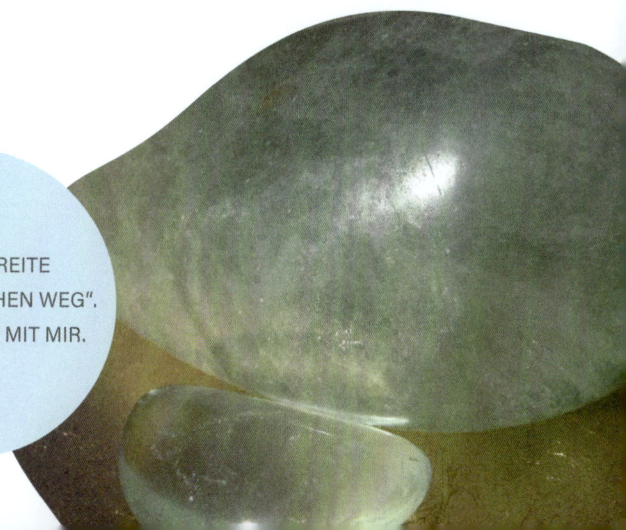

ICH BESCHREITE
DEN „FÜRSTLICHEN WEG".
DAS GLÜCK IST MIT MIR.

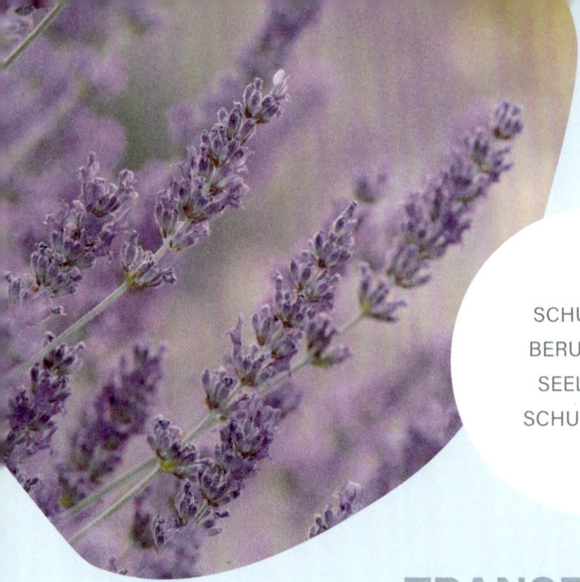

SCHUTZ UND BERUHIGUNG. SEELISCHER SCHUTZFILTER.

7 TRANSFORMATION/ BESCHÜTZT SEIN

LAVENDEL

Lavendula officinalis

Das Heilkraut bringt Frieden, beruhigt dein Nervensystem und ermöglicht dir, die Befreiung aus einengenden Situationen und düsteren Gedanken. Er schützt dich vor „Energieräubern" aller Art. Der Lavendelduft reinigt und desinfiziert Körper, Geist, Seele und deinen Wohnraum. Auch deine Vorhaben werden geschützt und Blockaden werden aus dem Weg geräumt. Er nimmt dich bei der Hand, spendet dir Trost und streichelt deine Seele. Er zügelt deine Emotionen, wenn du gerade stressvolle Zeiten durchlebst. Pflege einen respektvollen Umgang mit dir und allen Lebewesen. Glaube stets fest an dich, denn dein Glaube schenkt dir Zuversicht und kann wunderbares bewirken.

Familie: Lippenblütler

AMETHYST

Wie Lavendel, transformiert, entspannt und beschützt dich der Amethyst. Er hilft unverarbeitete Erlebnisse und Erfahrungen aufzuarbeiten, dadurch wird der Schlaf tiefer und erholsamer. Er ist ein ausgezeichneter beruhigender Stein und unter das Kopfkissen gelegt oder am Körper getragen, fördert er angenehme Träume.
Außerdem ist er ein Schutzstein gegen Erdstrahlen und Wasseradern.

WIRKUNGSSPEKTRUM:
Beruhigend, entspannend, schlaffördernd, desinfizierend, stimmungsaufhellend bei Erschöpfungs- und Angstzuständen, krampflösend, nervenstärkend, u.v.m.

AFFIRMATION:
Der lila Lichtstrahl schützt mich vor negativen Energien.

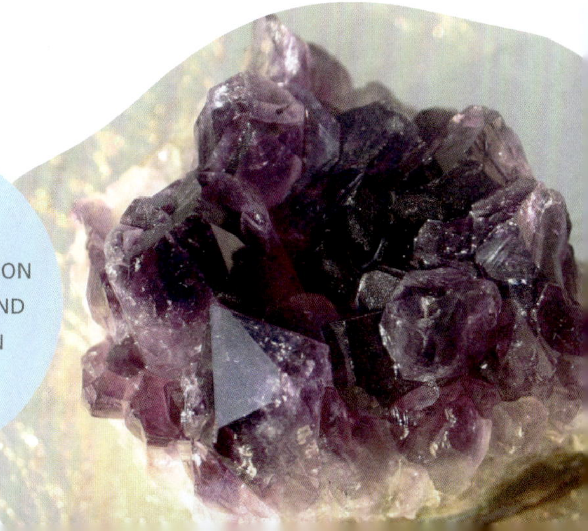

REINIGUNG UND TRANSFORMATION DES PHYSISCHEN UND FEINSTOFFLICHEN KÖRPERS.

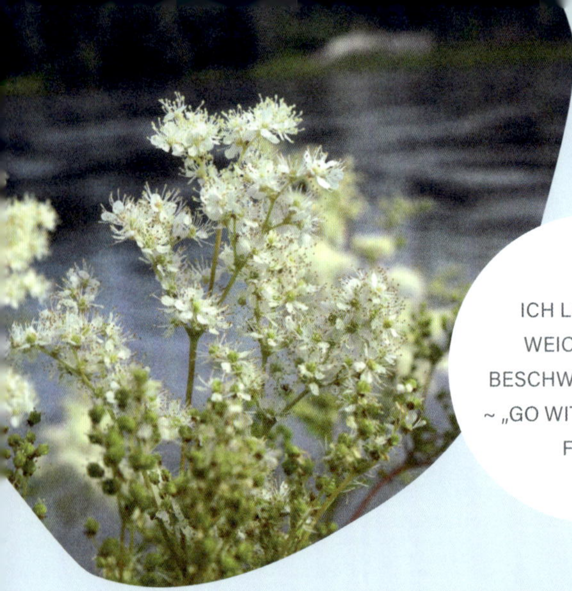

ICH LEBE MEINE WEICHE, FEINE BESCHWINGTE KRAFT ~ „GO WITH YOUR OWN FLOW".

8 INTUITION

MÄDESÜSS

Filipendula ulmaria

Die Heilpflanze besitzt den Wirkstoff Salicin. Es ist ein natürliches Aspirin, das blutverdünnende Eigenschaften hat. Es hilft uns alte Verhärtungen abzubauen, Altes loszulassen, unser Blut und unsere Gefühle in Fluss zu bringen.

Der bezaubernde süße Honig- und Mandelduft der Blüten, möchte dich an unbeschwerte Sommertage in deiner Kindheit erinnern.

Deine kindliche Unschuld wird dadurch wieder geweckt.

Die daraus gewonnene Heiterkeit schenkt dir neues Vertrauen und stärkt deine Intuition. Du darfst ruhig einmal wieder spielen und ausgelassen sein, wie du es aus deinen Kinderjahren kennst.

Bleibe deinem inneren Kind treu und schenke ihm viel Liebe und Achtsamkeit.

Familie: Rosengewächse

MONDSTEIN

In jedem von uns ist ein inneres Navigationssystem, unsere Intuition. Der Mondstein unterstützt dein einzigartiges Navi mit seiner immer vorhandenen Mondenergie.
Schaffe dir Raum und ruhige Momente, um deine Intuition zu fördern.
Deine weibliche, nährende, erschaffende Kraft kann sich dadurch immer mehr entfalten. Genieße die Verbindung mit den Kräften der Natur, welche deine Gefühlswelt belebt.

WIRKUNGSSPEKTRUM:
Entzündungshemmend, fiebersenkend, blutreinigend, entgiftend, schweißtreibend, schmerzlindernd, stoffwechselanregend, u.v.m.

AFFIRMATION:
Ich folge meiner Intuition und lebe freudig meine Spiritualität.

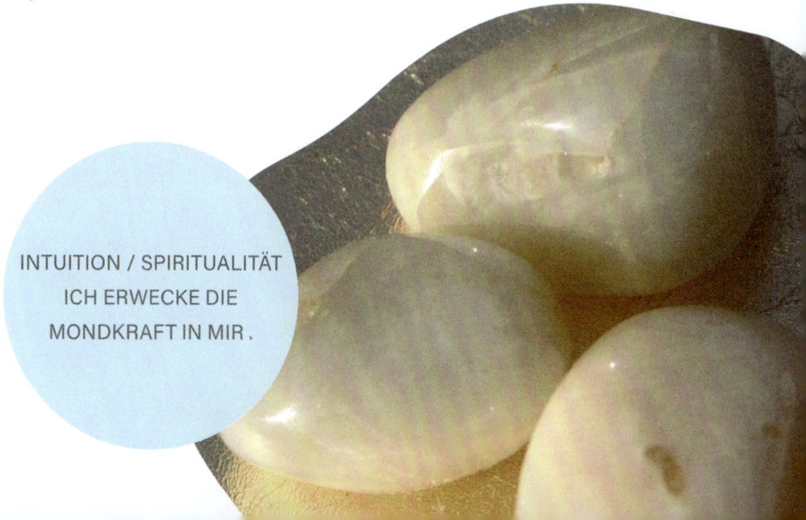

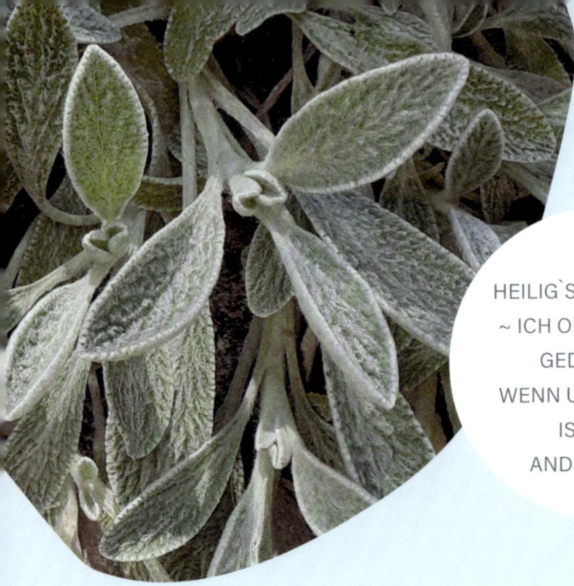

HEILIG`S HIRNKAST`L
~ ICH ORDNE MEINE
GEDANKEN.
WENN UNTEN OBEN
IST UND
ANDERS RUM.

9 HEILIG'S HIRNKAST'L

GRIECHISCHER BERGTEE

Sideritis spec.

Der griechische Bergtee, auch Hirtentee genannt, ist ein spezielles Kopfkraut, das uns unterstützt, bis ins hohe Alter klar zu denken. Er wirkt Demenz entgegen. Er ist ein himmlisches Geschenk fürs „Heilige Hirnkast'l".

Wenn man klar denken kann, steht einem ein selbstbestimmtes Leben bis ins hohe Alter zur Verfügung. Im „Oberstübchen" entwickeln wir unsere Ideen, Pläne, Entscheidungen und Träume.

Wenn du unter Ängsten, Depressionen, Schlafmangel oder Burnout leidest, hilft dir dieses Kraut, deine Glücksfähigkeit wieder zu aktivieren.

Es ist ein regelrechter „Glücksbeschleuniger" und unterstützt deine Seele, um dein Wohlgefühl und deine Ausgeglichenheit wieder zu erlangen. Durch seine serotoninanreichernde Kraft bringt er dir Klarheit und verhilft dir, wieder fröhlich und friedlich dein Leben zu meistern.

Familie: Lippenblütler

RUBIN

Der Rubin schenkt unserem Herz die Kraft der Sonne. Er erweckt in uns das innere Feuer, Liebe und Leidenschaft. Er schürt in uns das Feuer, um unseren Lebens- und Herzensweg dynamisch, aktiv und mutig zu beschreiten, uns treu zu bleiben und voller Begeisterung auch andere zu motivieren.

WIRKUNGSSPEKTRUM:
Bei ADHS und Angst, schleimlösend, stimmungsaufhellend, entzündungshemmend, antibiotisch, serotoninanreichernd, bei Schlafstörungen, Magen-Darmproblemen, Osteoporose, Alzheimer, Demenz, Rheuma, Bluthochdruck, u.v.m.

AFFIRMATION:
Ich tue was mein Herz erfreut und meine Seele stärkt.

ICH FOLGE MEINEM HERZEN. HERZ UND KOPF IN EINKLANG BRINGEN.

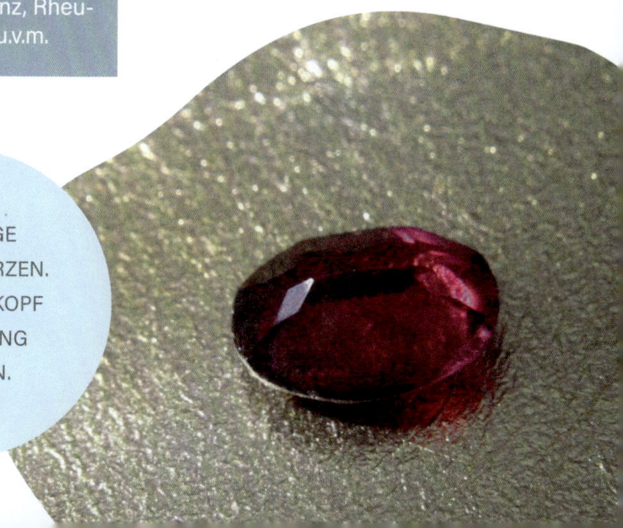

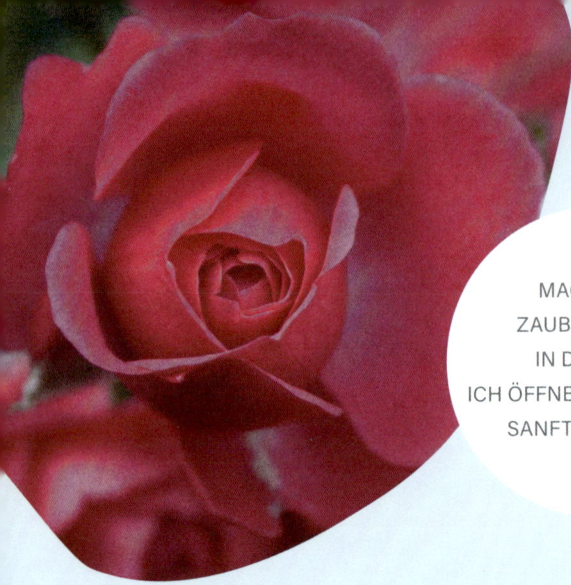

MAGIE UND
ZAUBER LIEGEN
IN DER LUFT
ICH ÖFFNE MICH DAFÜR ~
SANFTE HEILUNG.

10 MAGIE/ MAGIC TIME

ROSE

Rosa spec.

Der Zauber der Liebe ist die sanfte Kraft, welche Wunder erschafft. Es ist die magische Kraft deines Herzens und deines inneren göttlichen Kindes. Die Rose hilft dir, deine gegensätzlichen Kräfte in Einklang zu bringen. Daraus entsteht die stärkste und zugleich sanfteste Kraft in dir und wenn du diese Liebes-Energie-Wellen verströmst, kann sich keine negative Kraft mehr an dich andocken, denn Licht ist stärker als Dunkelheit. Entfalte deinen Liebeszauber und beschenke dich, deine Mitmenschen, die Tiere und die Natur, denn bedenke, wenn du Liebe schenkst, vermehrt sie sich tausendfach und kommt tausendfach zu dir zurück.

Familie: Rosengewächse

ROSENQUARZ

Lehrt uns, dass Sanftheit und Dankbarkeit ein wichtiger Aspekt des Glücks sind. Dankbarkeit verstärkt unsere Herzenskraft und ist ein Schlüssel für wunderschöne Begegnungen oder Beziehungen im Leben.

Der Heilstein fördert die Anziehungskraft für eine liebevolle Partnerschaft oder zieht eine Tierseele als Wegbegleiter in dein Leben. Eine erfolgreiche Geschäftsbeziehung, sowie ein herzlicher Freundeskreis können damit natürlich auch gemeint sein.

WIRKUNGSSPEKTRUM:
Nervenstärkend, schmerzlindernd, stimmungsaufhellend, blutreinigend, blutstillend, krampflösend, adstringierend, harmonisierend, u.v.m.

AFFIRMATION:
Reine, pure Liebe ist die stärkste Magie.

MEINE WEIBLICHE SANFTHEIT UND MÄNNLICHE STÄRKE VERSCHMELZEN.

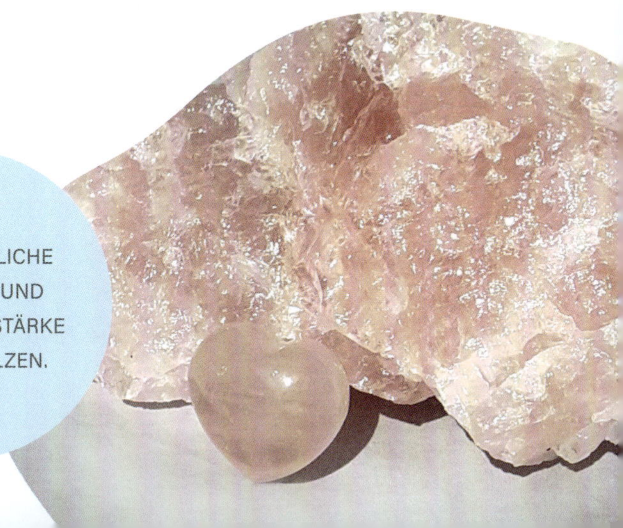

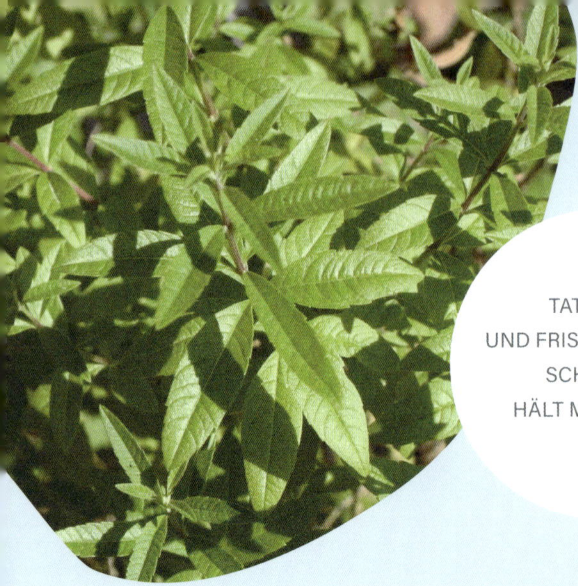

TATKRAFT
UND FRISCHER, NEUER
SCHWUNG
HÄLT MICH JUNG.

11 LEBENSFREUDE

ZITRONENVERBENE

Aloysia triphylla

Der intensive Zitronenduft trägt eine herrliche Frische in deinen Körper. Er hilft dir, wieder in deine Mitte zu gelangen und deinen daraus entstehenden jugendlichen Schwung in eine neue Tatkraft zu lenken. Es kommt in deinem Leben etwas in Bewegung. Sportliche Aktivitäten unterstützen Körper, Geist und Seele. Schon ein Spaziergang in der Natur gibt dir Schwung und hält dich jung. Deine neu gewonnene Vitalität bringt dir wieder Aufschwung und frischen Wind in dein Leben. Packe die Dinge an, die du vielleicht schon lange nach hinten geschoben hast. Die Zeit ist jetzt günstig.

Carpe diem... nutze den Tag, genieße den Augenblick.

Familie: Eisenkrautgewächse

TURMALIN VERDELITH

Stärkt deine Herzkraft, damit Lebensfreude und Dankbarkeit in dir entstehen können. Vergessene Visionen und Ziele kannst du nun wieder anpeilen.
Die Entwicklung der bewussten Wahrnehmung bewirkt, dass du die großen und kleinen Wunder des Lebens wieder erkennen und schätzen lernst. Er ermuntert dich, Begegnungen wieder zuzulassen, hilft dir aber auch, wenn du eine gesunde Abgrenzung brauchst.
Genieße diese Kraft, die Wunder schafft.

WIRKUNGSSPEKTRUM:
Anregend, beruhigend dadurch ausgleichend, krampflösend, motivierend, erfrischend, stärkend, belebend, konzentrationsfördernd, motivierend, verdauungsfördernd, u.v.m.

AFFIRMATION:
Ich packe die Dinge am Schopf und erfreue mich meines Lebens.

LEBENSFREUDE UND DANKBARKEIT ERSCHAFFEN DIE WUNDER IN MEINEM LEBEN.

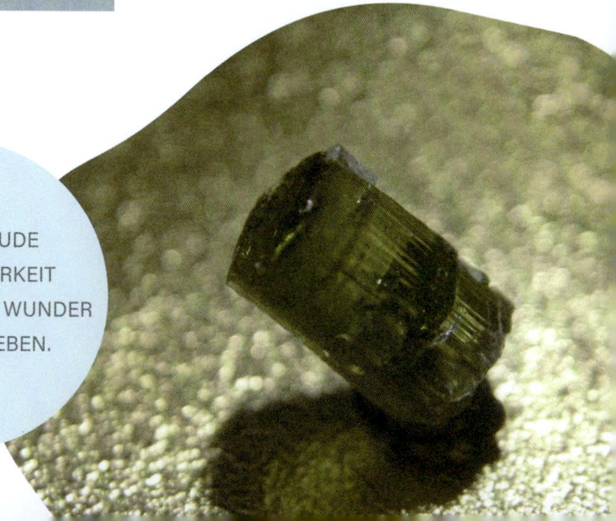

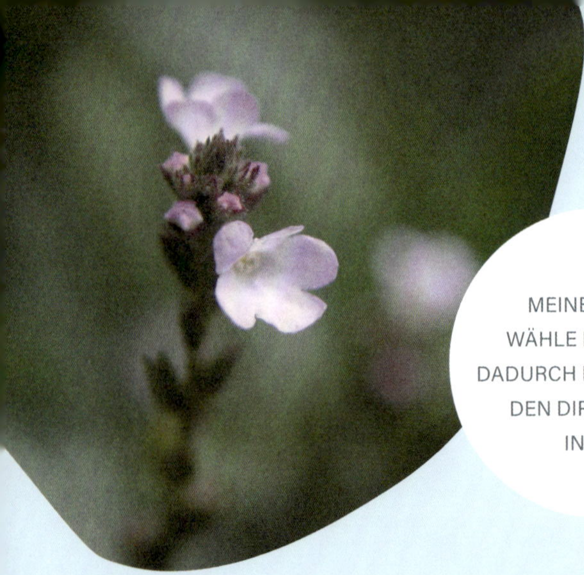

MEINE WORTE
WÄHLE ICH WEISE,
DADURCH ERWECKE ICH
DEN DIPLOMATEN
IN MIR.

12 DIPLOMATIE

EISENKRAUT

Verbena officinalis

Das Eisenkraut unterstützt dich, bei Konflikten eine friedliche Lösung herbeizuführen. Ihre Blüten lehren dich nicht immer nur zu TUN, sondern einfach einmal nur zu SEIN. Denn damit erreichst du oftmals viel, viel mehr. Mit friedlicher Absicht und klarem Kopf erzeugen deine Gedanken deine Zukunft, nach dem Motto: „Sei deines Glückes Schmied". Achte gut auf deine Worte, egal ob du sie aussprichst oder schreibst!!! Worte haben sehr viel Macht und können nicht nur unterstützend, sondern auch sehr, sehr verletzend sein, darum: Lerne deine Worte heilsam einzusetzen.

Familie: Eisenkrautgewächse

CHALCEDON BLAU

Der Chalcedon unterstützt deine Kommunikation und fördert die Fähigkeit, deine innere Wahrheit klar auszudrücken. Er verleiht dir aber auch die Fähigkeit hinzuhören und dich für neue Ideen zu öffnen, welche deine Kreativität und Inspiration fördern.

WIRKUNGSSPEKTRUM:
Leberreinigend, blutverbessernd, zahnschmerzen lindernd, antibakteriell, blutverdünnend, harntreibend, anregend, entzündungshemmend, u.v.m.

AFFIRMATION:
Ich werde mir der Macht meiner Worte immer mehr bewusst.

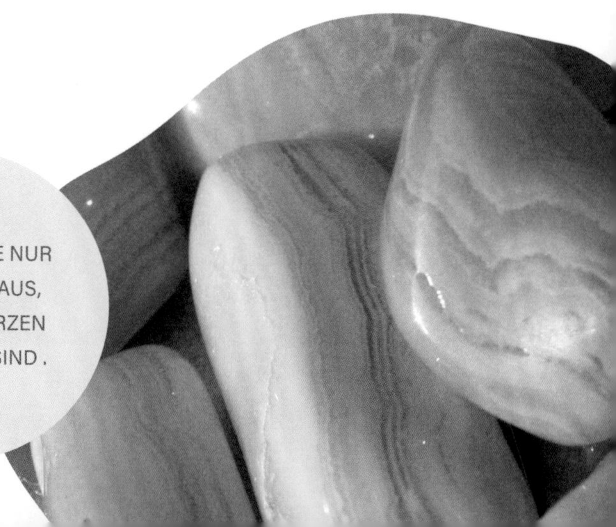

ICH SPRECHE NUR DIE WORTE AUS, DIE VOM HERZEN INSPIRIERT SIND .

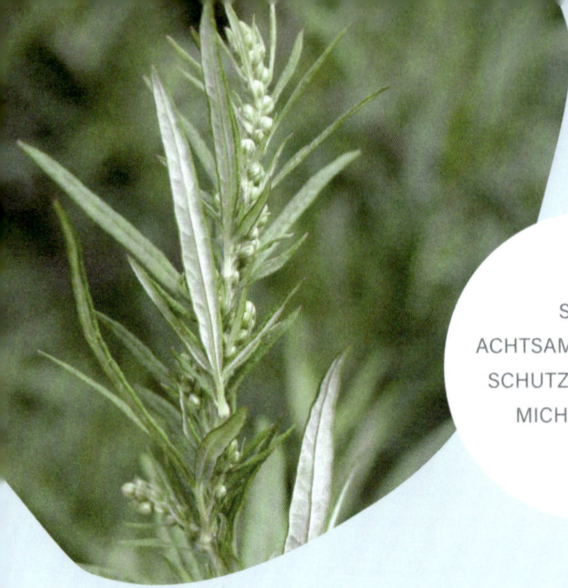

STOPP.
ACHTSAMKEIT IST MEIN
SCHUTZMANTEL DER
MICH SCHÜTZT.

13 STOPP

BEIFUẞ

Artemisia vulgaris

Achtung, Achtung: Wilde Energien und Turbulenzen in Sicht oder auch „nur" Elektrosmog – egal – Beifuß hilft dir deine Spannungen abzubauen und erleichtert dir Veränderungen einzuleiten. Du hast eine mächtige Schamanenpflanze an deiner Seite, welche deine spirituellen Gaben mehr hervorbringt. Auf alle Fälle ist jetzt Umsicht, Achtsamkeit und Vorsicht angesagt. Schaue dir auch die Mitmenschen in deiner Umgebung näher an, wahrscheinlich ist es jetzt besser einen gesunden Abstand zu halten. Falls du dich schon zu sehr in Lebensthemen anderer verstrickt hast, ist es ratsam jetzt Grenzen zu ziehen. Bleibe ruhig und schaue mehr auf dich selbst, damit beschützt du dich. Überdenke deine nächsten Schritte und Handlungen ganz genau, somit kannst du herausfordernde Situationen besser meistern.

Begegnen dir deine innewohnenden, negativen Eigenschaften (Angst, Panik, Ungeduld, Eifersucht, Neid, usw.) hast du nun die Möglichkeit sie liebevoll

TURMALIN SCHÖRL

Absoluter Schutzstein gegen Spannungen und Angriffe von außen, sowie von den eigenen negativen Selbstsabotagegedanken. Er hilft auch, die eigenen Fehler zu erkennen und aufzudecken. Er dient als Blitzableiter.

anzuschauen und damit ehrlich mit dir zu sein.
Suche und finde neue und lichtvollere Wege, deine Intuition wird dich führen.
Familie: Korbblütler

WIRKUNGSSPEKTRUM:
appetitanregend, krampflösend, galletreibend, antimykotisch, durchblutungsfördernd, verdauungsfördernd, bei Frauenbeschwerden, u.v.m.

AFFIRMATION:
„Wenn möglich, bitte wenden!" Ich überprüfe meine Reiseroute.

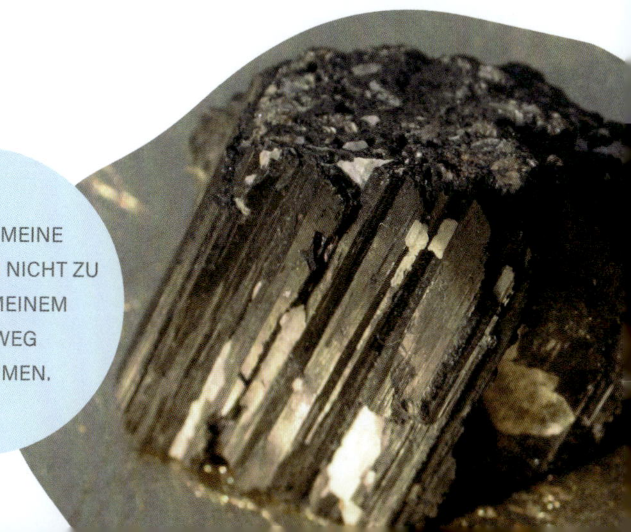

ICH PRÜFE MEINE OPTIONEN, UM NICHT ZU WEIT VON MEINEM SEELENWEG ABZUKOMMEN.

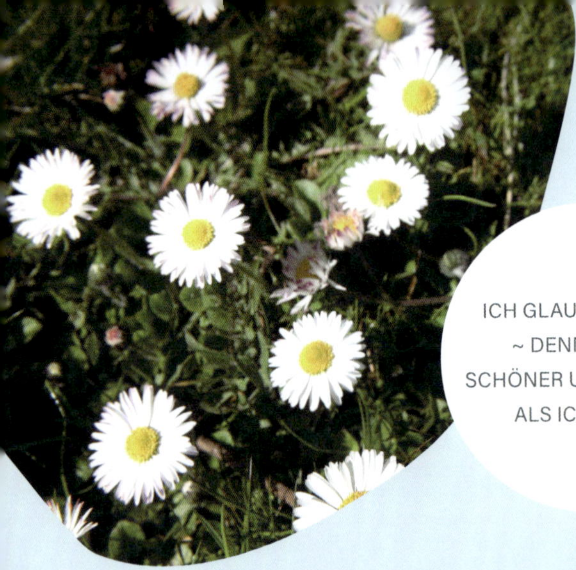

ICH GLAUBE AN MICH
~ DENN ICH BIN
SCHÖNER UND GRÖSSER
ALS ICH MEINE.

14 INNERE GRÖSSE

GÄNSEBLÜMCHEN

Bellis perennis

Das Gänseblümchen bringt dir die Unschuld und das innere Leuchten zurück, es heilt dein inneres Kind, indem es dir mitteilt, wie Zauberhaft du bist. Es beinhaltet Mond- und Sonnenenergie und bringt sie in dir wieder in den Einklang. Aus klein wird groß ~ glaube an dich! Schätze und ehre dein inneres Kind, hör ihm gut zu und schenke ihm dein Vertrauen, somit wächst automatisch dein Selbstwert und dein Selbstvertrauen. Nach jedem Gewitter scheint auch wieder die Sonne, die deine Tränen trocknet damit du wieder strahlen kannst. Das Blümchen mit der gelben Mitte und den weißen, oft rosa angehauchten Blütenblättchen, erinnert dich an deine Vielseitigkeit und Ausdauer und es schenkt dir Hoffnung, Schönheit und kindliche Verspieltheit.

Familie: Korbblütler

BERNSTEIN

Er unterstützt und schützt mit seiner positiven Schwingung dein sonniges Wesen und stärkt dein Selbstbewusstsein. Je mehr und stärker du an dich glaubst, desto einfacher werden sich deine Wünsche erfüllen, bzw. manifestieren. Außerdem dient er als positiver Unterstützer in deinen unklaren Angelegenheiten, damit du keine Fehlentscheidungen triffst und somit einen eventuellen Schaden von dir abwenden kannst.

WIRKUNGSSPEKTRUM:
Stoffwechselanregend, blutreinigend, schmerz- und krampfstillend, Bronchien unterstützend, bei Hautproblemen, Erkältung, Frühjahrsmüdigkeit, unreiner Haut, u.v.m.

AFFIRMATION:
Ich trete aus dem Schatten und erlaube mir meine innere strahlende Größe zu leben und zu zeigen.

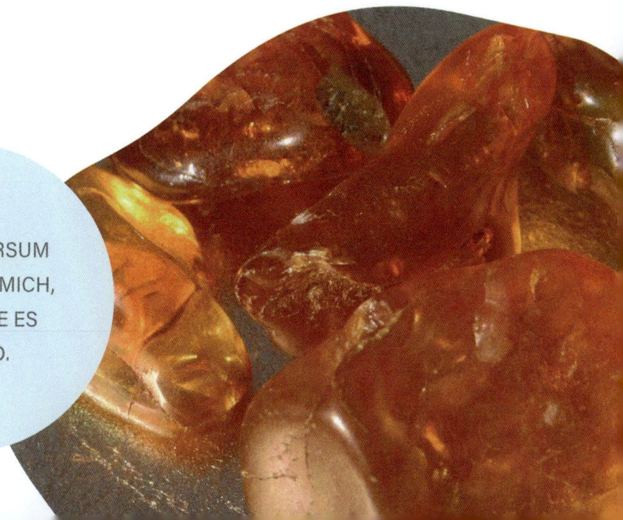

DAS UNIVERSUM GLAUBT AN MICH, ICH MACHE ES EBENSO.

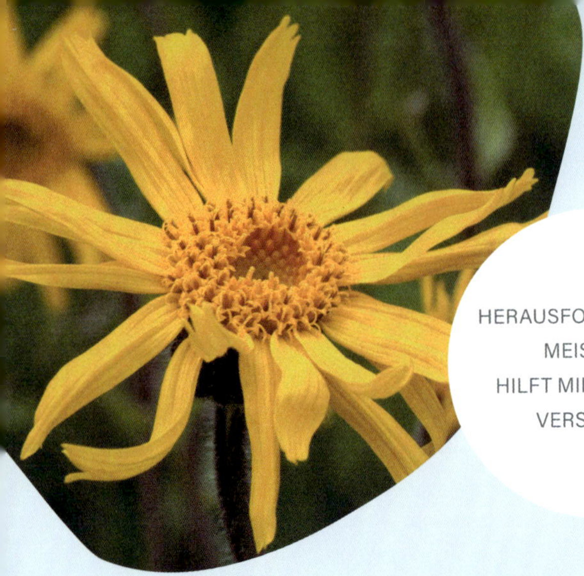

HERAUSFORDERUNGEN MEISTERN, HILFT MIR BERGE ZU VERSETZEN.

15 SEELENWEG

ARNIKA

Arnica montana

Arnica montana schenkt dir die Kraft, Blockaden in deinem Leben zu überwinden und zu meistern. Glaube an dich, denn dann bist du in der Lage, Berge zu versetzen und große Herausforderungen zu bewältigen. Das mächtige Heilkraut wird auch Kraftwurz genannt. Die aus der Selbstmeisterung entstandene Kraft ist ein wertvoller Schatz in deinem Leben und schenkt dir neues Selbstvertrauen, neuen Selbstwert und Mut. Scheue dich auch nicht, neue Wege zu gehen, die vorher noch niemand beschritten hat, anstatt dem alten „Trampelpfaden" zu folgen. Selbst scheinbare Umwege haben manchmal den Vorteil neues, großartiges zu entdecken und zu erforschen. Deine daraus entstandene verbesserte, positive Denkweise tut dir ebenfalls sehr, sehr gut. Du schaffst das!

Familie: Korbblütler

PERIDOT (OLIVIN, CHRYSOLITH)

Dem eigenen Seelen- und Herzensweg zu folgen, erfordert oftmals viel Geduld, Kühnheit und Durchhaltevermögen. Dadurch kannst du aber sehr viel lernen und in jeder Situation verschiedene Lösungen und Entscheidungen gewissenhaft auswählen. Die daraus entstandenen kleinen und großen Wunder, die sich dadurch zeigen, bringen dir pure Lebensfreude und ein tiefes Gefühl der Erfüllung.

WIRKUNGSSPEKTRUM:
Entzündungshemmend, schmerzlindernd, „pflanzliches Cortison", krampflösend, kreislaufstärkend, blutreinigend, antibakteriell, enthält Lutein (fördert die Augengesundheit), u.v.m.

AFFIRMATION:
Ich meistere Herausforderungen und bin gestärkt um meinen höchsteigenen Lebensweg zu folgen.

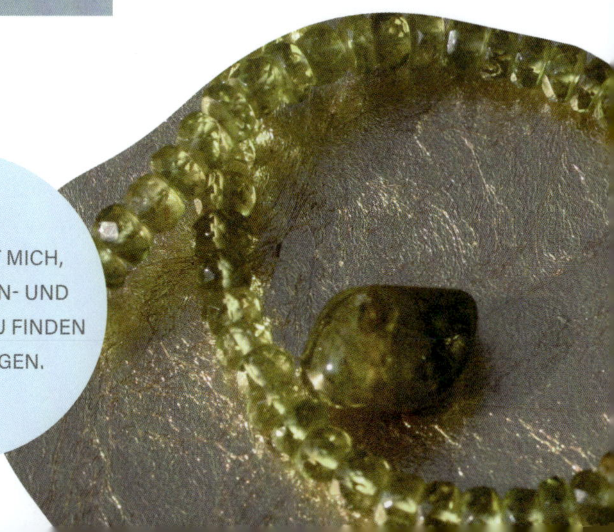

UNTERSTÜTZT MICH, MEINEN SEELEN- UND HERZENSWEG ZU FINDEN UND ZU FOLGEN.

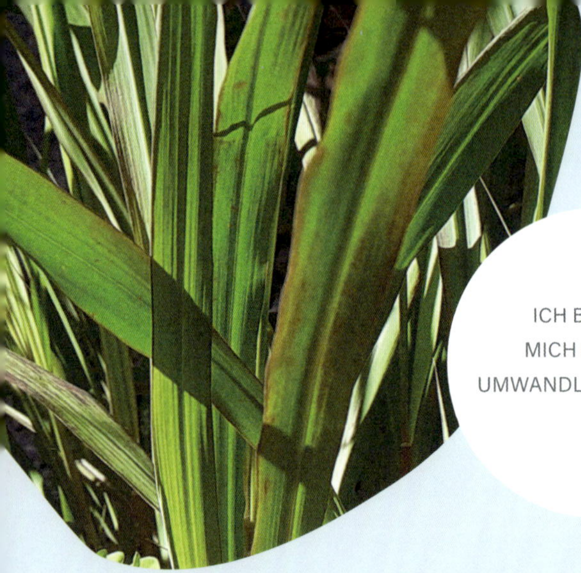

ICH BEFINDE MICH IN EINER UMWANDLUNGSPHASE.

16 WANDLUNG

ZITRONENGRAS

Cymbopogon spec.

Zitronengras erinnert dich daran, dass es ganz wichtig ist, dass du einen respektvollen Umgang mit dir pflegst. Überprüfe deine Aktivitäten und setze Prioritäten, nach dem Motto: „Weniger ist manchmal mehr".

Jetzt ist es Zeit, einmal NEIN zu sagen, wo du fühlst, dass du überfordert bist, bzw. es gar nicht tun willst, da es nicht deine Aufgabe ist, was an dich herangetragen wird.

Dieses Prinzip, NEIN zu sagen, könnte momentan an erster Stelle für dich stehen. Strapaziere deine Nerven nicht noch mehr, sonst überspannst du den Bogen.

Nimm Abstand, bitte um Bedenkzeit und frage dich: was DIR guttut.

Wenn du zu jemanden NEIN sagst, ist das automatisch ein JA zu dir selbst... das ist kein Egoismus, sondern pure Selbstliebe.

Familie: Süßgräser

TURMALIN VERDELITH

Gönne dir auch einmal ein wenig Ruhe und erhole dich, denn schon bald geht es auf zu neuen Ufern. Neu motiviert, wird deine Hilfsbereitschaft und dein soziales Engagement der Gemeinschaft viel Freude bereiten, wenn du das möchtest, ansonsten erfreue dich an DIR.

WIRKUNGSSPEKTRUM:
Krampflösend, adstringierend, entzündungshemmend, konzentrationsfördernd, nervenberuhigend, stimmungserhellend, u.v.m.

AFFIRMATION:
Ich genieße meinen kurzzeitigen Rückzug und hege und pflege mich.

KURZZEITIGER RÜCKZUG. RESPEKTVOLLER UMGANG MIT MIR IST JETZT GANZ WICHTIG.

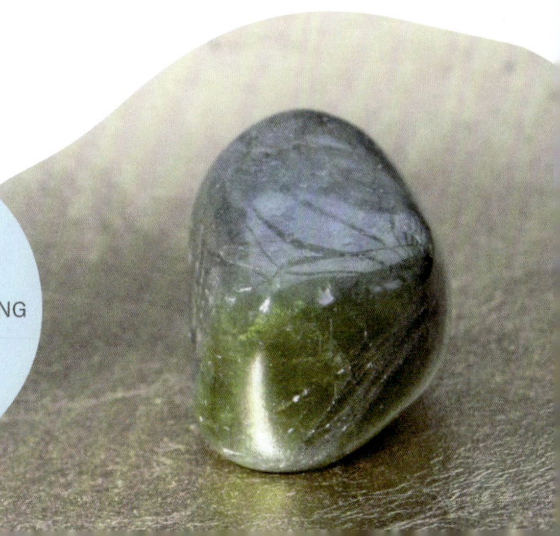

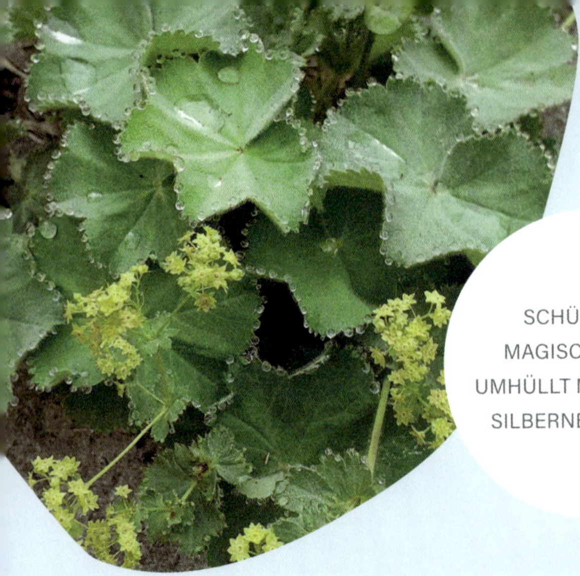

SCHÜTZENDE MAGISCHE KRAFT UMHÜLLT MICH WIE EIN SILBERNER MANTEL.

17 SCHUTZMANTEL

FRAUENMANTEL

Alchemilla spec.

Geborgen unter dem schützenden Silbermantel verleiht dir das Kraut den Mut, deine weibliche Seite zu leben und zu lieben. Genieße es, Gebärende zu sein, sei es ein Kind, eine neue Idee oder die göttliche Kraft, die dein Leben bereichert, erhellt und dich glücklich macht. Du bist beschützt, um das NEUE in die Welt zu bringen.

Empfange und behüte es, lass es reifen und bring es erst in die Öffentlichkeit, wenn es Zeit dafür ist, du wirst sie erkennen. Es ist auch gut möglich, dass eine neue Liebe auf dich zukommt.

Lerne auch, du selbst zu sein, an dich zu glauben und glaube nicht alles, was andere sagen.

Vertraue dir, deinen Gefühlen, deiner Intuition und lebe DEIN Leben. Lasse die anderen denken, was sie wollen, mach dich frei von Manipulation.

Die Zauberpflanze als Wegbegleiterin leistet dir körperlich und seelisch ein Leben lang gute Dienste.

Familie: Rosengewächse

SILBER / RAUCHQUARZ

Lerne die Metall- und Steinkraft anzunehmen, um deine weibliche Kraft, sei es Frau oder Mann, hervorzubringen und zu würdigen. In jedem wohnen sowohl Yin- als auch Yang-Kräfte. Durch die Entfaltung deiner weiblichen, sanften, friedlichen und nährenden Aspekte unterstützt du die Beständigkeit, der auf Frieden ausgerichteten Neuen Welt. Halte dich von niederen, kämpfenden, zerstörerischen, machthaberischen Menschen, Situationen, Organisationen und Orten fern. Sende gedanklich lichtvolle Energien in die Welt, somit unterstützt du deinen inneren Frieden und somit den Frieden in der Welt.

WIRKUNGSSPEKTRUM:
Hormonregulierend auf den weiblichen Körper, krampflösend, muttermilchfördernd, nervenstärkend, blutbildend, blutreinigend, beruhigend, antiviral, antibakteriell, ausgleichend auf den männlichen Körper, prostataabschwellend, potenzerhaltend, u.v.m.

AFFIRMATION:
Mein magischer Schutzmantel hält störende Energien von mir ab.

REINIGT UND SCHÜTZT MICH VOR NIEDEREN ENERGIEN.

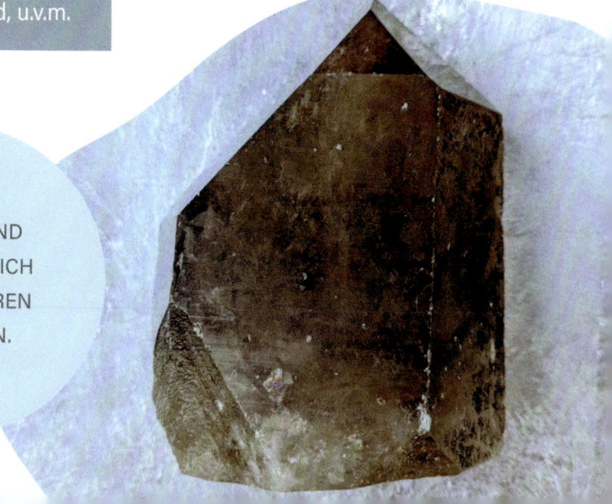

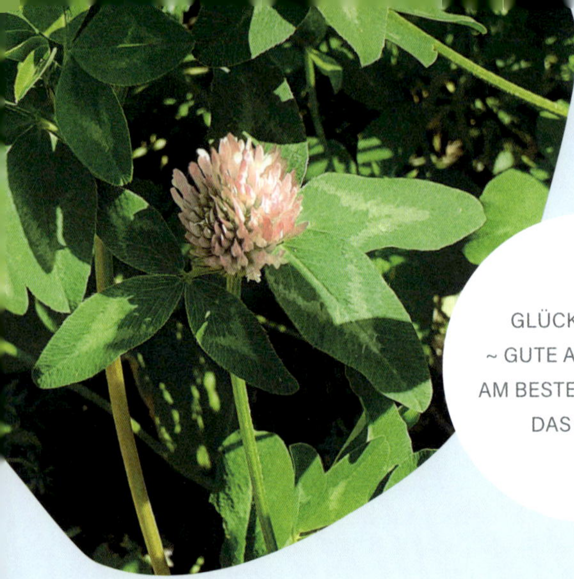

GLÜCK IN SICHT ~ GUTE AUSSICHTEN. AM BESTEN STEHT MIR DAS GLÜCK.

18 GUTE AUSSICHTEN

ROTKLEE

Trifolium pratense

Rotklee bringt dir Glück auf allen Ebenen. „*Trifolium*", die magische Drei, beschenkt dich großzügig. Sei es das kleine Glück ~ sei es das große Glück. Für jeden ist es etwas anderes. Auf alle Fälle zeigt er immer ein gutes Gelingen an. Wenn du in einer gesundheitlichen Notlage bist, dann kündet der Rotklee eine Verbesserung an, sowie einen guten Ausgang in dieser Situation. Auch finanzielle Schieflagen können den Körper sehr belasten und dich an die Existenz- und Belastungsgrenze bringen. Glaube an das Glück, das dir zusteht und lade es wieder in dein Leben ein, DU BIST ES WERT.

Ein glücklicher Zufall in Geld- oder Lebensangelegenheiten kann auf dich zukommen.

Aktiviere jetzt schon einmal die Dankbarkeit in dir, denn daraus entsteht Glück. Sei dir gewiss, dass sich etwas zum Guten wendet. Das Glück ist mit dir.

Pflege zukünftig ein gutes Verhältnis zum Wohlstand, es bedeutet: „wohl stehen voller Gesundheit im Leben"

Familie: Schmetterlingsblütler

MONDSTEIN

Die Kraft des Mondsteins wurde immer schon als magischer Glücksstein verwendet. Er lindert deine Ängste, bzw. dadurch entstandene Blockaden, die dein Glück verhindern. Trete aus der Energie der eigenen Illusion (Ego) heraus und vertraue deiner Intuition, da du somit dein persönliches Glück förderst und unterstützt.

WIRKUNGSSPEKTRUM:
Zellschützend, cholesterinssenkend, antioxidative-, antimikrobielle- sowie antivirale Wirkung, unterstützend in den Wechseljahren, blutreinigend, u.v.m.

AFFIRMATION:
Ich atme durch und öffne mich für das kommende Glück.

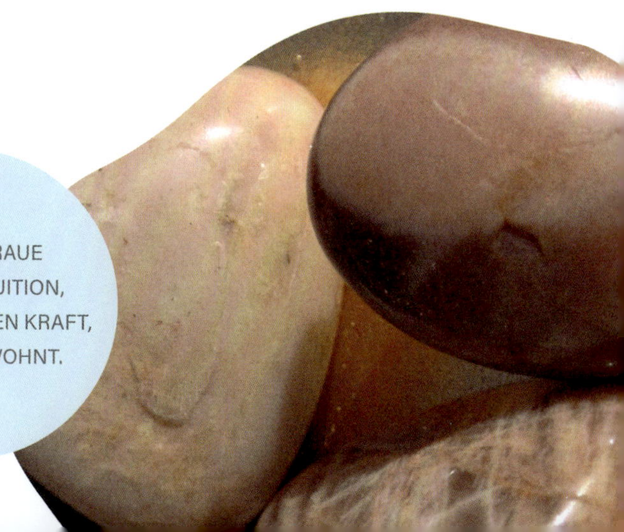

ICH VERTRAUE MEINER INTUITION, DER WEIBLICHEN KRAFT, DIE IN MIR WOHNT.

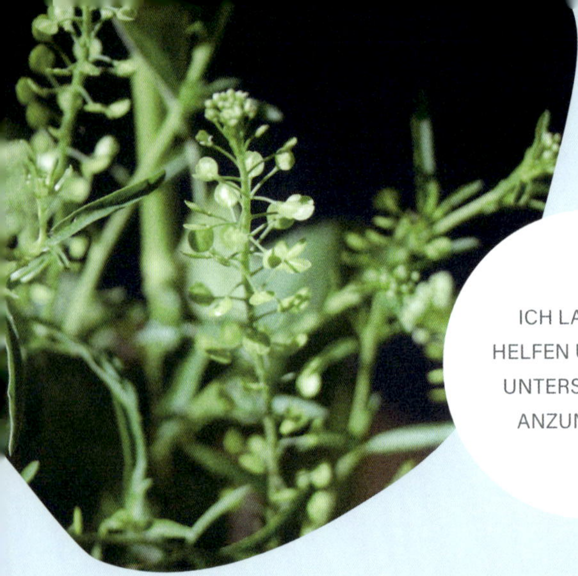

ICH LASSE MIR HELFEN UND LERNE UNTERSTÜTZUNG ANZUNEHMEN.

19 AUSZEIT

HIRTENTÄSCHEL

Capsella bursa pastoris

Das Heilkraut rät dir inne zu halten und dich vor weiteren Energieverlusten zu schützen. Prüfe, welche alten Muster dich veranlassen, immer wieder über deine eigenen Grenzen und die der anderen zu gehen. Bewahre im Moment deine Lebensenergie, hüte dich und verausgabe dich nicht noch mehr. Je besser du jetzt auf dich achtest, desto schneller kannst du dich erholen und deiner Regeneration die volle Aufmerksamkeit schenken. Es bewahrt dich vor seelischem Ausbluten! Gefahr erkannt, Gefahr gebannt.

Familie: Kreuzblütler

RHODOCHROSIT

Du hast viel durchlebt und wahrscheinlich auch viele enttäuschende Erfahrungen im Leben gemacht.
Alte Verletzungen möchten ausheilen und brauchen dafür noch Zeit. Hole dir Hilfe, tue dir Gutes und sammle neue Kräfte.
Wenn du auskuriert bist und deine Erholungsphase abgeschlossen ist, kann deine „Lebensparty" wieder steigen. Aktivität, Lebendigkeit und neuer Tatendrang werden mit diesem Stein wieder gefördert.

WIRKUNGSSPEKTRUM:
Blutstillend, antimikrobiell, diuretisch, kontrahierende Wirkung, stoffwechselanregend, entzündungshemmend, menstruationsfördernd, u.v.m.

AFFIRMATION:
Ich nehme Hilfe dankbar an, um mich zu erholen.

ICH GÖNNE MIR EINE AUSZEIT, DENN ICH HABE VIEL ÜBERSTANDEN.

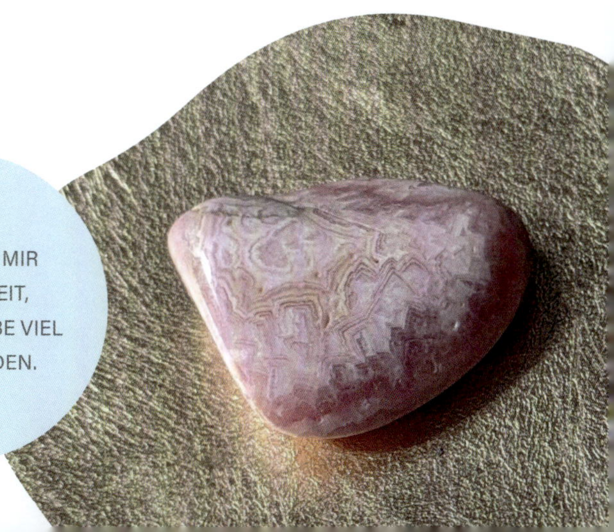

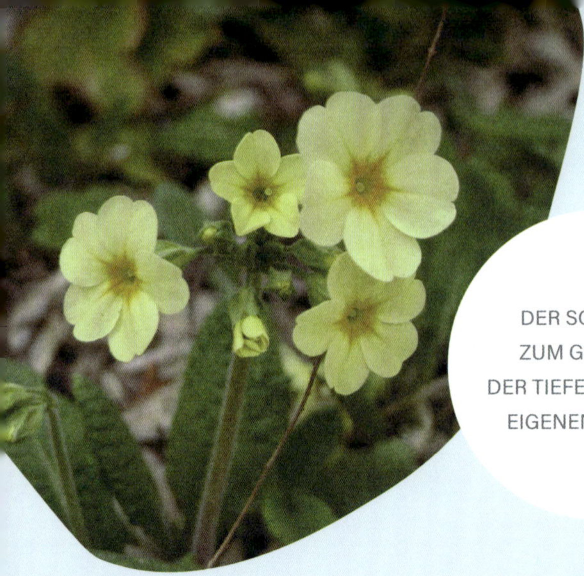

DER SCHÜSSEL
ZUM GLÜCK IST
DER TIEFE FRIEDEN IM
EIGENEN HERZEN.

20 FRIEDEN

SCHLÜSSELBLUME

Primula veris

Der Himmelsschlüssel ist eine der ersten Frühjahrsblüher und öffnet die körperlichen und seelischen Tore, um den Heilenergien der Heilpflanzen Einlass zu gewähren. Er ist somit auch der Friedensschlüssel für mehr Wohlgefühl im eigenen Körper, in dem sich wunderbare Schätze verbergen. Es ist der Schlüssel zu deiner eigenen inneren Schatzkammer.

Sesam öffne dich – für „Lebensfreude – Jugendlichkeit – Wiedergeburt – Erneuerung – Gesundheit - Erwachen".

Mit der Schlüsselblume in deiner Hand, öffnen sich nun so manche Türen für dich, die viele Jahre verschlossen waren. Sie wird auch „Elfenkelch" genannt, da sie auch die Türen in das „Elfenreich" öffnen kann. Passe jedoch gut auf deinen „Universalschlüssel" auf, damit er dir auch weiterhin gute Dienste leisten kann.
Familie: Primelgewächse

WEIßER ACHAT

Der Friedensachat fördert deine Herzlichkeit, Ausgeglichenheit und innere Ruhe, wodurch automatisch die Aggressionen in deinem Umfeld oder in deinem Inneren gemildert werden. Betrachte ruhig noch einmal deine Erfahrungen und gehe mit dir, und mit den daran Beteiligten, in den Frieden und in die Reinheit.
Genieße den Schutz, die Geborgenheit in dir und die Stabilisierung deiner Gesundheit.
Herzlich Willkommen – Friedensbringerin.

WIRKUNGSSPEKTRUM:
Schlaffördernd, krampflösend, schmerzstillend, herzstärkend, Nerventonikum, entzündungshemmend, beruhigend, schleimlösend, bei Schwindelanfällen, Depressionen, Melancholie, u.v.m.

AFFIRMATION:
Ich entscheide mich für den friedvollen Weg.

FRIEDE SEI MIT MIR UND MIT DIR ~ ICH SCHLIESSE FRIEDEN MIT MEINER VERGANGENHEIT.

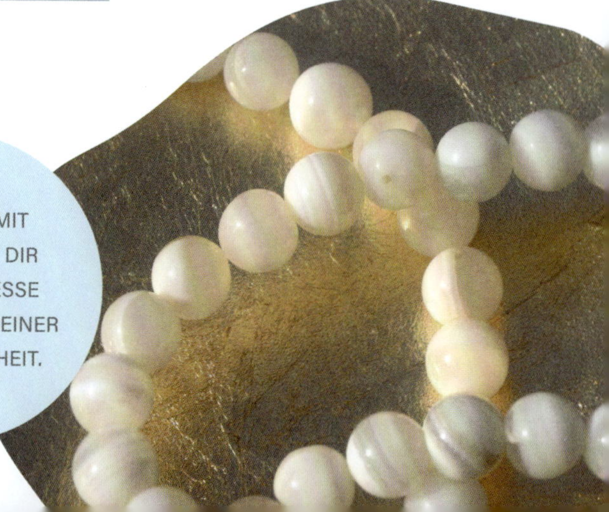

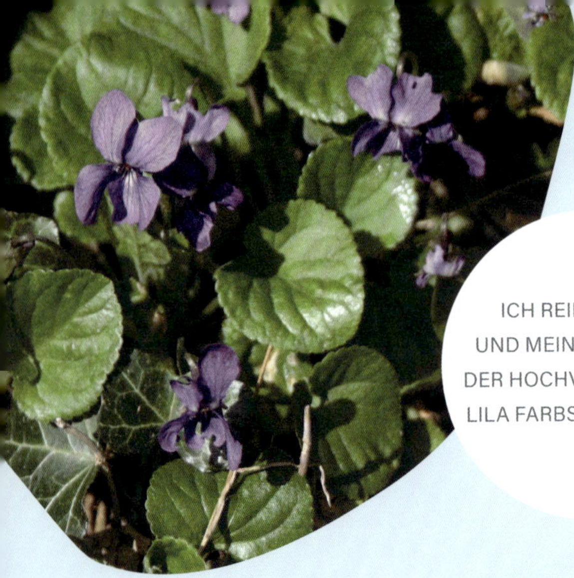

ICH REINIGE MICH
UND MEIN UMFELD MIT
DER HOCHVIBRIERENDEN
LILA FARBSCHWINGUNG,

21 HAUSPUTZ

VEILCHEN

Viola odorata

Der Duft des Veilchens bringt dich ganz zu dir selbst, zu deinen Wünschen und Bedürfnissen. Tut dir dein Umfeld noch gut, stärkt es dich, oder belastet es dich? Änderungen sind vielleicht nicht so dein „Ding", aber unbedingt notwendig, damit du dich frei entfalten kannst.
Du wirst dich befreien von Dingen, Menschen, Orten und Situationen, die dich lange Zeit an deiner Entwicklung gehindert haben.
Entstehende Melancholie „kehrt" das Veilchen schnell wieder aus und klärt dein Blut und deine Gedanken. „Wie wunderbar doch alles wird, oder schon ist."
Halte Ausschau nach dem, was dich glücklich und frei macht. Auf zu neuen Horizonten. Setze deine Segel neu und vertraue darauf, dass du sicher in deinem Leben da ankommst, wo du hingehörst, damit dein Herz ein Freudenfeuer entzünden kann.
Alte, dichte, niedere, dich umklammernde, stachelige Struk-

AMETHYST

Transformationskraft vom Feinsten.
Ängste, Suchtverhalten, falsche Freunde, unverarbeitete Erlebnisse, all das klärt, reinigt und transformiert der Amethyst. Nach der klärenden Reinigung wirst du wieder aufatmen, bzw. tief durchatmen können.

turen sind Schnee von gestern. Atme durch und fühle die frische Brise, die dich beflügelt und erleichtert.
Familie: Veilchengewächse

WIRKUNGSSPEKTRUM:
Blutreinigend, schleimlösend, blutdrucksenkend, abschwellend, antibakteriell, entzündungshemmend, u.v.m.

AFFIRMATION:
Ich entscheide mich für einen gründlichen „Hausputz", innerlich sowie äußerlich.

MEINEN „HAUSPUTZ" VON KÖRPER, GEIST UND SEELE GENIESSE ICH.

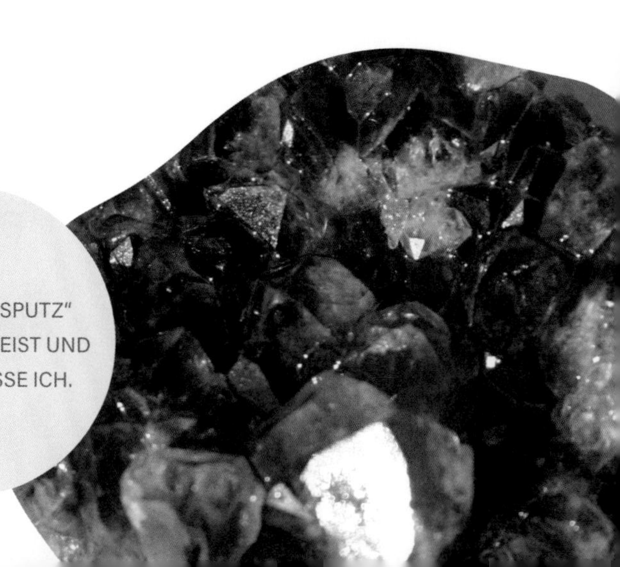

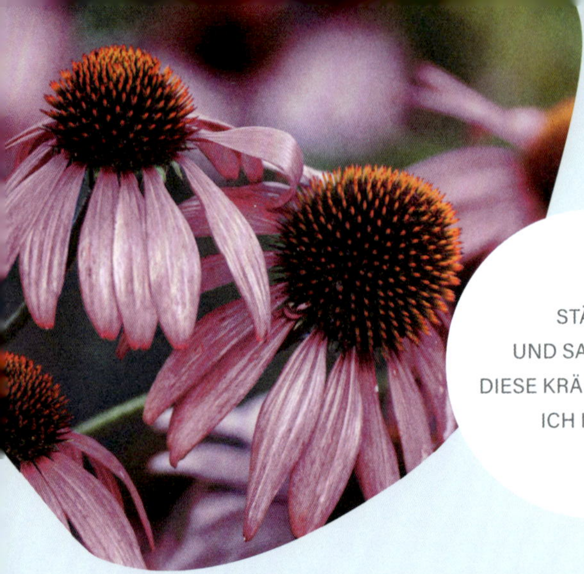

STÄRKE
UND SANFTHEIT,
DIESE KRÄFTE VEREINE
ICH IN MIR.

22 POSITIVE VERÄNDERUNG

SONNENHUT

Echinacea purpurea

Stärke und Sanftheit sind eine wunderbare Kombination der Neuen Zeit, vereine diese Kräfte in dir. Lerne mit Güte und Barmherzigkeit zu wirken, ohne deine Träume aus den Augen zu verlieren. Wahre Kraft zeigt sich über enorme innere Stärke, um auf sanfte Art seine Ziele zu erreichen. Lade dich mit positiven Gedanken auf und sei freundlich zu dir und zu anderen Menschen. Zügle deine Emotionen und lerne die Sprache der Neutralität. Deine innere Sonne beginnt zu strahlen und dein „Sonnenhut" steht dir gut. Rechne mit einem glücklichen Neubeginn.

Familie: Korbblütler

GRANAT

Bleibe an deinen Wünschen dran. Granat schenkt dir die Ausdauer, um dich selbst zu verwirklichen. Der Granat stabilisiert dich jetzt und beschleunigt die Heilung deiner inneren und äußeren Wunden. Somit stehen deiner Gesundheit und Selbstverwirklichung nichts mehr im Weg.

WIRKUNGSSPEKTRUM:
Immunsystemstärkend, entzündungshemmend, Antibiotika Ersatz, antibakteriell, antiviral, schmerzlindernd, bei grippalen Infekten, u.v.m.

AFFIRMATION:
Ich erreiche meine Ziele mit Sanftmut und Güte.

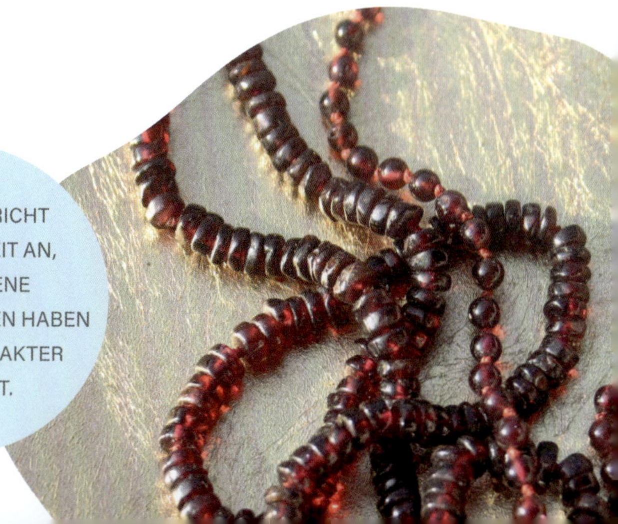

FÜR MICH BRICHT EINE NEUE ZEIT AN, VERGANGENE SCHWIERIGKEITEN HABEN MEINEN CHARAKTER VEREDELT.

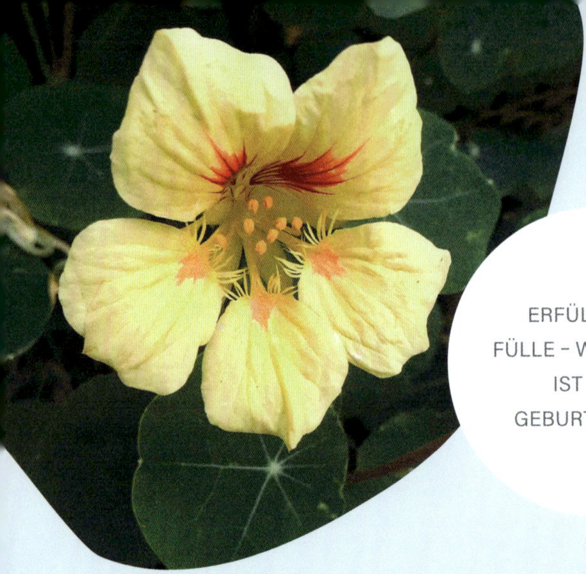

ERFÜLLUNG –
FÜLLE – WOHLSTAND
IST MEIN
GEBURTSRECHT.

23 ZUWACHS

KAPUZINERKRESSE

Tropaeolum majus

Die Kapuzinerkresse hat bezaubernde essbare Blüten und Blätter, welche ein natürliches Antibiotikum enthalten. Sie ist eine wichtige Pflanze der Neuen Zeit.

Sie verleiht dir Kraft und Stärke, damit du deine Herzenswünsche verwirklichen kannst.

Erlaube dir das zu sein, was du immer schon sein wolltest. Deine Vorstellungskraft hilft dir dabei, heilsame Bilder aufzubauen und aufrecht zu erhalten, die sich dann im Außen materialisieren, wenn es zu deinem höchsten Wohl ist und auch anderen nicht schadet.

Wohlstand hat mit „wohl stehen" im Leben zu tun, als auch mit vollkommener Gesundheit. Genieße dein gesundes, erfülltes Leben, es steht dir zu.

Familie: Kapuzinerkressen-Gewächse

KARNEOL

Der Karneol schenkt dir den Mut, deinen Herzensweg zu folgen, deine Kreativität zu leben und Schwierigkeiten zu überwinden. Wenn du deinem Herzen folgst, erfährst du tiefe seelische Erfüllung, die sich auch im Außen zeigt.

WIRKUNGSSPEKTRUM:
Immunsystemstärkend, antibiotisch, keimhemmend, wundheilend, appetitanregend, pilztötend, blutreinigend, schleimlösend, bei grippalen Infekten, fördert die Ausscheidung von Giftstoffen, enthält Lutein (fördert die Augengesundheit), u.v.m.

AFFIRMATION:
Ich heiße Fülle und Zuwachs herzlich willkommen.

WENN ICH AUF MEIN HERZ HÖRE, STELLT SICH ZUWACHS EIN.

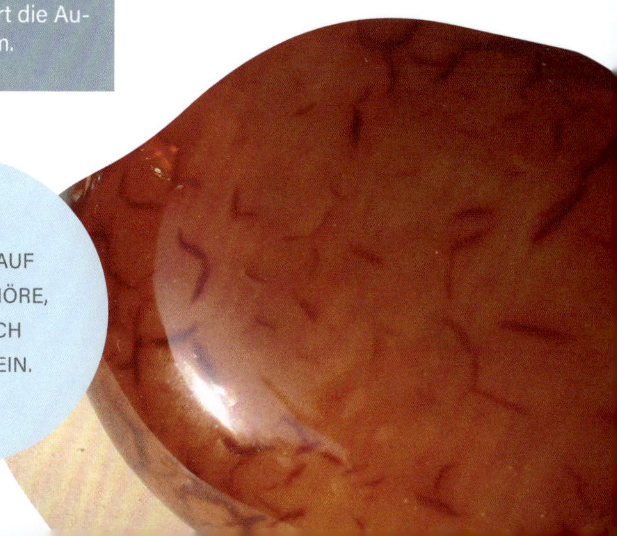

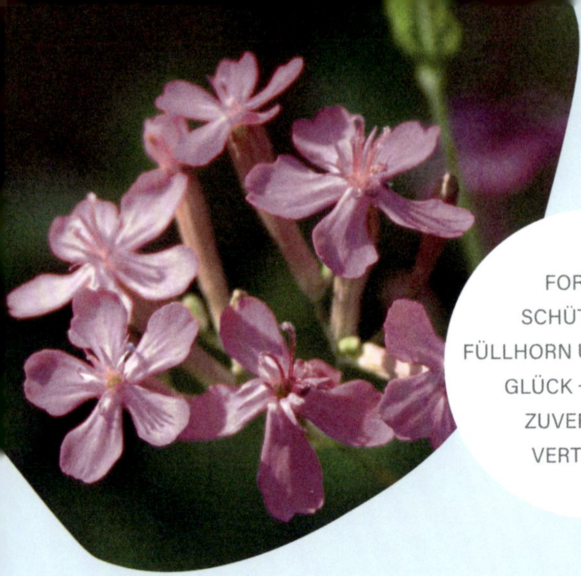

FORTUNA
SCHÜTTET IHR
FÜLLHORN ÜBER MIR AUS.
GLÜCK - ERFOLG -
ZUVERSICHT -
VERTRAUEN.

24 FORTUNAS FÜLLHORN

TAUSENDGÜLDENKRAUT
Centaurium erythraea

Es ist Zeit, dein Mangelbewusstsein aufzugeben, bzw. dein Mangelprogramm in dir zu löschen, indem du sagst:
„Ich stehe dem Mangel nicht mehr zur Verfügung".
„Ich entscheide mich für Wohlstand und Fülle, innerlich und äußerlich und öffne mich jetzt dafür" (Diesen Text, inkl. Affirmation, 21 – 28 Tage lesen, bzw. aussprechen).
Du warst vielleicht immer für andere da, hast sie unterstützt und dich dabei zu sehr vergessen. Jetzt ist es höchste Zeit, einmal an dich zu denken und dich zu fragen, was DICH glücklich macht. Erfülle dir deine Wünsche und vernachlässige dich nicht mehr. Wenn du lernst, ab und zu NEIN zu den Anderen zu sagen, beginnst du JA zu dir selbst zu sagen.
Das Gottesgnadenkraut schüttet Fortunas Füllhorn über dir aus. Erlaube dir mit offenem Herzen und Händen anzunehmen und zu empfangen. Ja, du bist gemeint. Ja, du hast es dir verdient. Ja, du bist es WERT. Sage JA zu dir selbst und nimm mit offenem Herzen dankbar an, damit die

AVENTURIN GRÜN

Er unterstützt deine Selbstbestimmung und Individualität und ermutigt dich, deine Träume wahr werden zu lassen. Wertschätze auch deine Tagträume, die oftmals die Vorbote vom zukünftigen Erfolg sind. Lasse deine negativen Denkmuster hinter dir, denn positives Denken ist der Schlüssel, um deine Probleme zu lösen. All das, gepaart mit deiner eigenen Wertschätzung, erzeugt deine Realität. Lass es geschehen. Gehe Schritt für Schritt nach vorne in DEIN reich erfülltes Leben.

WIRKUNGSSPEKTRUM:
Verdauungsfördernd, beruhigend, appetitanregend, entzündungshemmend, immunsystemstärkend, tonisierend, blutreinigend, anregend, u.v.m.

Fülle in dein Leben strömen kann. Fülle meint nicht nur materiellen Reichtum, sondern Gesundheit, Dankbarkeit, Freiheit, Frieden im eigenen Herzen, sowie Glückseligkeit – für jeden ist es etwas anderes.
Verfolge deine Ziele, bis sich dein Wunsch erfüllt hat.
Familie: Enziangewächse

AFFIRMATION:
Danke Fortuna, dass du dein Füllhorn über mir ausschüttest.

WERTSCHÄTZUNG
~ ICH ÖFFNE MICH FÜR
GLÜCK UND ERFOLG,
DENN ICH BIN ES WERT.

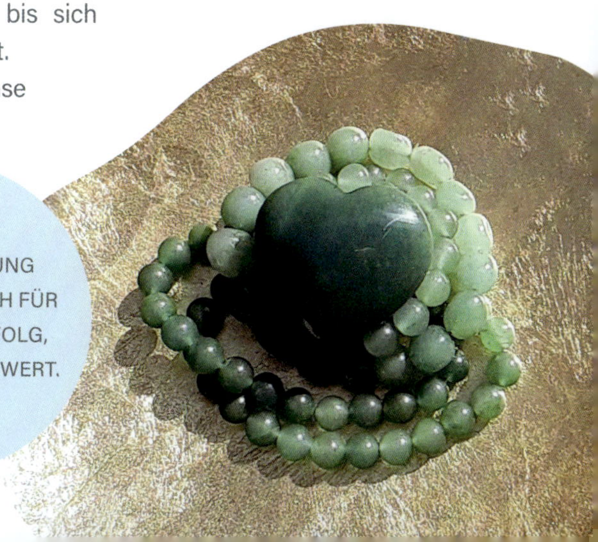

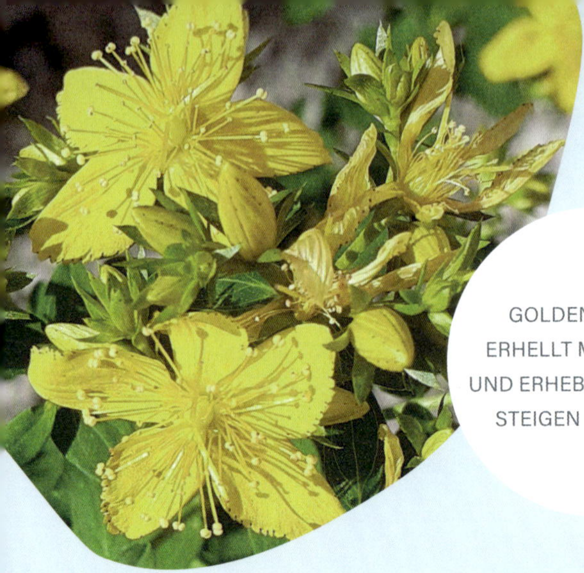

GOLDENES LICHT ERHELLT MEIN GEMÜT UND ERHEBENDE KRÄFTE STEIGEN IN MIR AUF.

25 LICHTBRINGER

JOHANNISKRAUT

Hypericum perforatum

Johanniskraut trägt sein Licht in deine trüben, kummervollen, traurigen, inneren Bilder und Gedanken.

Befreie dich von den fesselnden, beengenden Grübeleien, denn diese haben dein eigenes inneres Gefängnis kreiert. Es schützt dich aber auch vor niederen, dichten, dunklen Energien, die an dich herangetragen werden.

Das golden-gelbe Licht der Blüten ist stärker als die Dunkelheit in dir, es beschützt dich aber auch von übergreifenden negativen Energieräubern.

Es durchflutet deine inneren Räume und erhellt diese. Die daraus entstehende Lebensfreude und der entstandene Schutz führen dich langsam aber stetig aus deiner inneren Gefangenschaft heraus und zurück in deine Vitalität und in den Neubeginn. Neues, Prickelndes, Schönes kann nun in dir entstehen und auf dich zukommen. Mache dich bereit für „NEUES", bringe farbenfrohe Blüten in dir hervor.

Familie: Johanniskrautgewächse

PERIDOT (OLIVIN, CHRYSOLITH)

Der grüne Peridot erfrischt deine Herzenergie und beruhigt dadurch deine Ängste. Wie das Grün der Natur, stärkt und heilt die Schwingung des Heilsteins dein Herz Chakra und entfacht dadurch neue Freude in dir. Somit bist du für dich, deine Familie und dein Umfeld ein Lichtbringer. Du hast dir nichts vorzuwerfen. Lass deine Schuldgefühle los, brush it up and try again - bürste sie von deinen Schultern ab und beginne „NEU" in deinem Leben.

WIRKUNGSSPEKTRUM:
Beruhigend, nervenstärkend, entzündungshemmend, heilungsfördernd, u.v.m.
Achtung: photosensibilisierende Wirkung bei Sonnenlicht

AFFIRMATION:
Mein inneres Licht durchflutet mich und strahlt in die Welt.

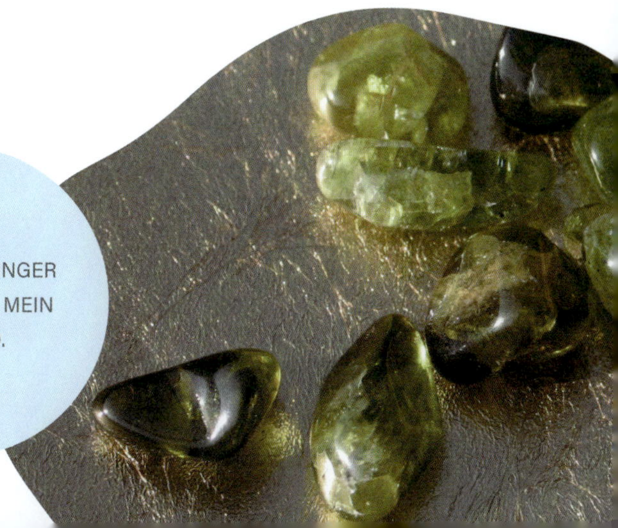

ALS LICHTBRINGER ERHELLE ICH MEIN UMFELD.

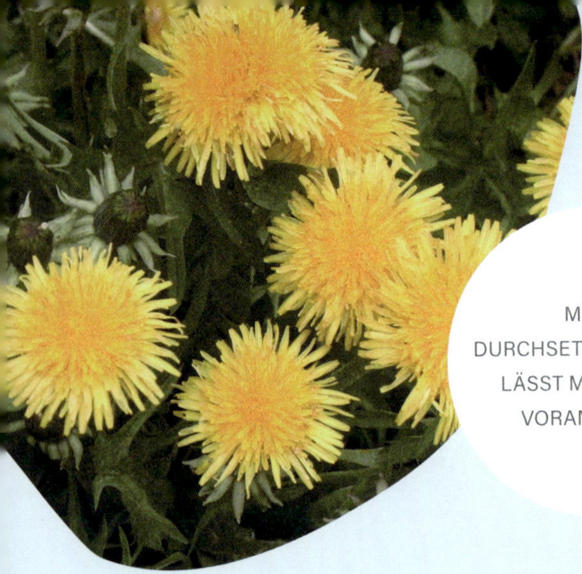

MEINE
DURCHSETZUNGSKRAFT
LÄSST MICH MUTIG
VORAN GEHEN.

26 DURCHSETZUNGKRAFT

LÖWENZAHN

Taraxacum officinale

Der Löwenzahn schenkt dir die goldene Durchsetzungskraft der Sonne, die dich unterstützt, deine Vorhaben umzusetzen. Habe den Mut, alles wird gut. Überschießende, aufbrausende Wut, die kontraproduktiv sein kann, besänftigt er. Du bekommst die männliche, dynamische Unterstützung, die du vielleicht von deinem Vater vermisst hast. Heilung der Vaterthematik kann somit erfolgen, alter Groll kann jetzt abfließen. Dein Vater hat dir das gegeben, was er konnte. Verzeihe, denn dann kommst du in den Frieden mit den Verletzungen deiner Vergangenheit. Vergebung ist der Schlüssel, um deine Seele von den alten Wunden zu heilen, dadurch wirst du frei und gestärkt aus der schmerzlichen Vergangenheit hervor gehen. Gehe raus aus deiner Opferhaltung, jammern hilft niemanden, im Gegenteil, dadurch drehst du dich nur im Kreis, kommst nicht weiter und schadest dir auch noch selbst.

Verwandle WUT in MUT, du kannst das!

Familie: Korbblütler

BERNSTEIN

Bernstein lässt dich dein inneres, goldiges Kind erkennen und stärkt somit deinen Glauben an dich, damit du selbstbewusst dein Leben meisterst und deine Ziele erreichen kannst. Mit Leichtigkeit öffnet sich nun die goldene Tür zum Erfolg, trete ein, du hast es dir verdient, denn dein Mut und dein Glaube haben dich gestärkt.

WIRKUNGSSPEKTRUM:
Abwehrkräftestärkend, stimulierend, entschlackend, Leber- und Gallenschwäche, Frühjahrsmüdigkeit, Bronchitis, entwässernd, fettverbrennunganregend, entgiftend, blutreinigend, enthält Lutein (fördert die Augengesundheit), u.v.m.

AFFIRMATION:
Danke liebe göttliche Kraft, dass du meine Vorhaben unterstützt.

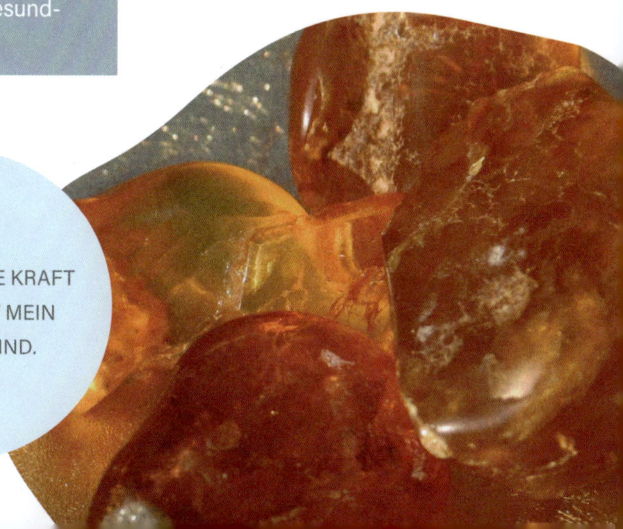

DIE GÖTTLICHE KRAFT IN MIR, HEILT MEIN INNERES KIND.

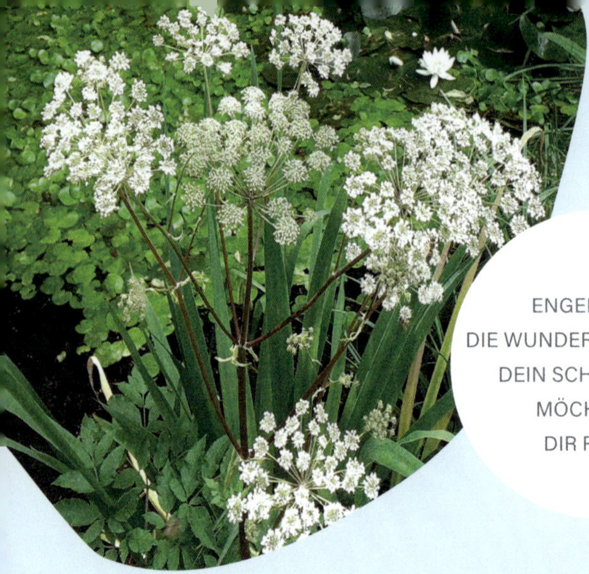

ENGELKRAFT,
DIE WUNDER ERSCHAFFT...
DEIN SCHUTZENGEL
MÖCHTE MIT
DIR REDEN.

27 VERTRAUEN

ENGELWURZ

Angelica archangelica

Die Kraft der ehrenvollen Engelwurz schützt dich und ist auch heilend und hilfreich bei Nikotin- und Alkoholentwöhnung. Energetisch wehrt sie schädigende Kräfte von außen ab, z.B. Anfeindungen, Neid und Hass, die andere zu dir senden. Versuche so gut wie möglich gerade diesen Menschen und Situationen, weißes Licht der Engelwurz zu senden. Es kann aber auch durchaus dein eigener innerer Tyrann sein, der dir zu schaffen macht, auch er sehnt sich nach dem weißen reinen Licht, welches stärker ist, als die Dunkelheit.
Überwinden wir die niederen Energien in uns, kommen wir automatisch in eine bessere Kommunikation, mit dem eigenen höheren Selbst und mit den Engelwesen. Wir kommunizieren mit unserer lichten, inneren Führung, unserem inneren Licht, welches uns beschützt, behütet und auf unserem Erden Weg begleitet, um unsere Seelenmission zu erfüllen.
Entfalte und fördere deine lichtvollen Aspekte in dir.
Familie: Doldenblütler

MONDSTEIN

Der Mondstein unterstützt deine Medialität, Kreativität und Hellsichtigkeit, er verfeinert deine Intuition und fördert deine Gefühlstiefe. Der Neumond eignet sich hervorragend für Neuanfänge. Der Vollmond hilft dir Altes loszulassen und schenkt dir die Kraft, deine Visionen, Wünsche und Ziele zu verwirklichen, welche laut deinem Seelenplan vorgesehen sind.

WIRKUNGSSPEKTRUM:
Nervenstärkend, antiseptisch, karminativ, verdauungsfördernd, kraftspendend, kreislaufstabilisierend, magensaftfördernd, u.v.m.

AFFIRMATION:
Durch mein Vertrauen nähre ich die Wunder und Engelkraft in mir.

ICH VERTRAUE AUF EIN WUNDER, MEIN VERTRAUEN UNTERSTÜTZT DIE MANIFESTATION.

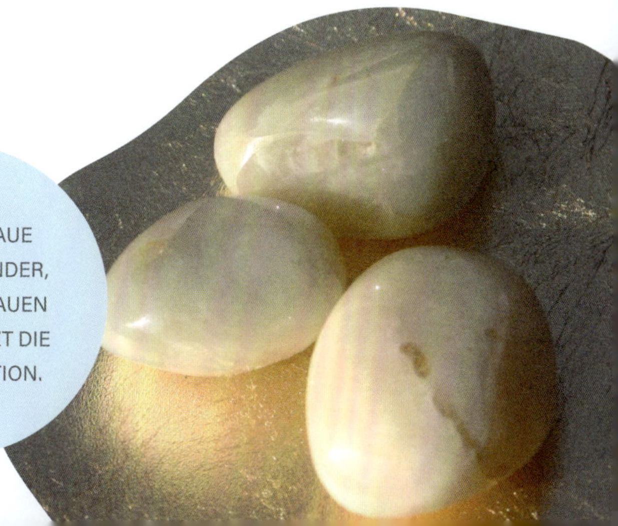

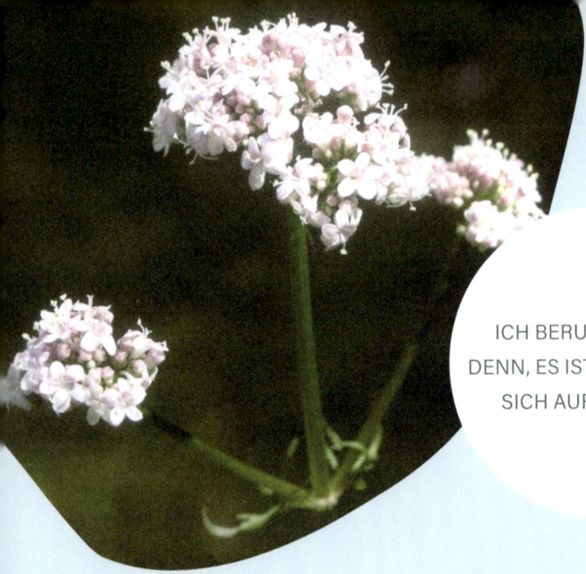

ICH BERUHIGE MICH,
DENN, ES IST NICHT WERT,
SICH AUFZUREGEN.

28 BERUHIGUNG

BALDRIAN

Valeriana officinalis

Baldrian schenkt dir Beruhigung.
„Schraub dich locker". Nichts wird so heiß gegessen, wie es gekocht wird. Trete einen Schritt zurück und lass dich momentan auf NICHTS ein! Meide langatmige Diskussionen, bei denen du nur viel Kraft verlieren würdest. Das Motto: „Außer Spesen nichts gewesen" ist dir sicher bekannt. Ruhe so gut, wie es geht, in deiner Mitte und vertraue auf deine innere Stimme.
Je mehr Druck du auf dein erwünschtes Ziel machst, desto weiter entfernt es sich von dir. Dinge können nur geschehen, wenn es Zeit dafür ist.
Darum... „keep calm".
Familie: Baldriangewächse

TURMALIN VERDELITH

Der grüne Heilstein verführt dich dazu, einmal nichts zu tun. Gönne dir eine Pause und leg die Füße auch einmal hoch, ohne dabei an die nächsten Schritte zu denken, dadurch werden deine Regenerationskräfte aktiviert.

Morgen sieht die Welt schon wieder ganz anders aus. Einmal drüber schlafen ist die Devise, die dich jetzt weiter bringt. Vertraue deiner inneren Führung und beruhige dein EGO, damit du nicht über das Ziel hinausschießt. Deine Geduld wird belohnt und du bekommst Klarheit über die Situation.

WIRKUNGSSPEKTRUM:
Beruhigend, schlaffördernd, stimmungshebend, spasmolytisch, muskelrelaxierend, sedierend, psychischausgleichend, u.v.m.

AFFIRMATION:
Ich betrachte bewusst die Farbe Grün zur Entspannung.

JETZT GÖNNE ICH MIR EINE PAUSE, UM WIEDER KRAFTVOLLER NACH VORNE ZU GEHEN.

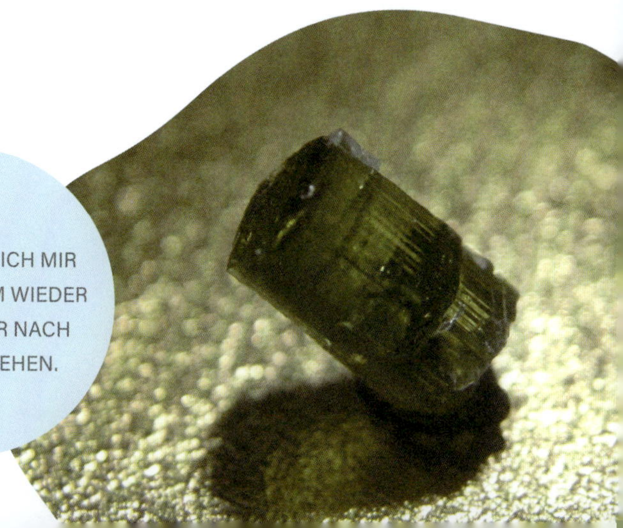

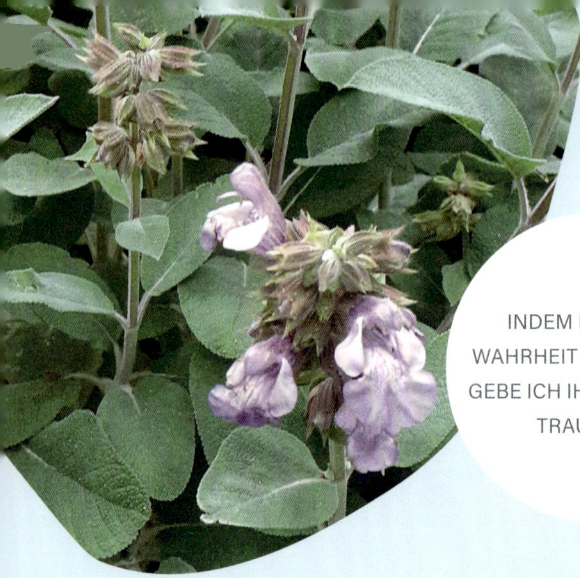

INDEM ICH MEINE WAHRHEIT AUSSPRECHE GEBE ICH IHR RAUM – ICH TRAU MICH.

29 WAHRHEIT

SALBEI

Salvia officinalis

Der Salbei hat eine schützende und klärende, stark reinigende Kraft. Er unterstützt dich, deine inneren Bedürfnisse klar und deutlich auszusprechen. Er ist ein Multitalent, um negative Einflüsse abzuwehren und zu reinigen. Dein Leben gehört in erster Linie dir selbst, nur du weißt, was dir guttut und was nicht. Lerne ein selbstbestimmtes Leben zu führen.

Nicht Fremdbestimmung, sondern Selbstbestimmung ist die Devise.

Auch in der Partnerschaft ist eine liebevolle Selbstbestimmung von höchstem Wert. Partnerschaften können dadurch wieder neu erblühen oder aufgelöst werden, wenn man feststellt, dass keine gemeinsamen Interessen mehr vorhanden sind. Wichtig ist, immer die Kommunikation untereinander, lieber etwas zu viel als zu wenig miteinander sprechen, um Missverständnisse aufzudecken und zu klären. Haben sich die dunklen Wolken aufgelöst, kann auch wieder die Sonne scheinen.

Familie: Lippenblütler

RHODONIT

Rhodonit befreit von seelischem Schmerz, sowie unterdrückter Wut und Ärger. Er unterstützt gegenseitiges Verstehen und hilft Konflikte auf konstruktive Weise zu lösen. Auch in Extremsituationen ermöglicht er uns klar, bewusst und besonnen zu bleiben. Bei scheinbar aussichtslosen Situationen zeigt er uns den Ausweg und hilft das Problem zu lösen.

WIRKUNGSSPEKTRUM:
Abwehrstärkend, antibakteriell, entzündungshemmend, tonisierend, bei Nachtschweiß, Heiserkeit, schenkt frischen Atem, Zahnfleischbluten, Nervenschwäche, krampflösend, Diabetes, u.v.m.

AFFIRMATION:
Ich darf meine Wahrheit ruhig aussprechen und respektiere auch die Wahrheit der Anderen.

VERSÖHNEN UND VERZEIHEN NACH STREIT, DER OFT AUS MANGELNDER SELBSTLIEBE ENTSTAND, FÄLLT MIR IMMER LEICHTER.

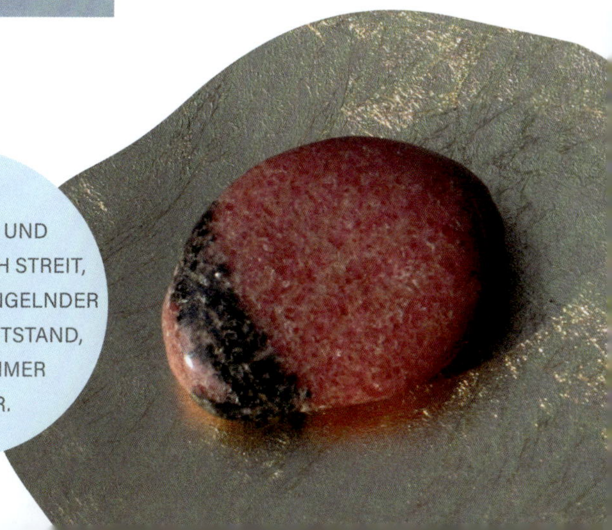

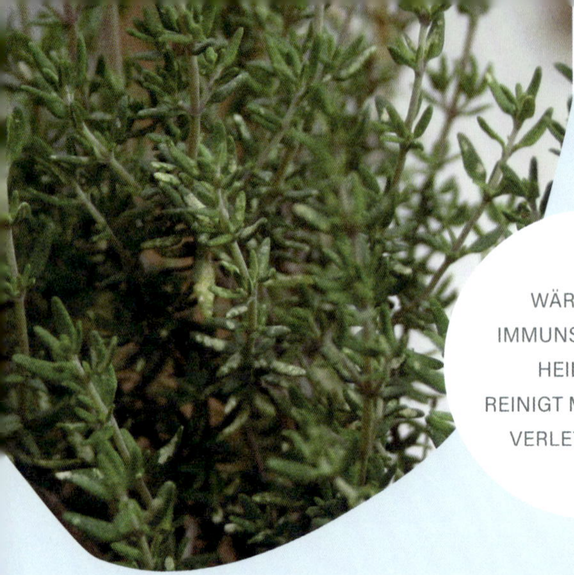

WÄRMENDE, IMMUNSTÄRKENDE HEILKRAFT REINIGT MEINE ALTEN VERLETZUNGEN.

30 KARMA/ FAMILIENPROBLEMATIK

THYMIAN

Thymus vulgaris / Quendel

Das Wirkungsspektrum des Heilkrauts ist enorm kräftigend, stärkend und fördert dein Selbstvertrauen und deine Durchsetzungskraft. Alte Verletzungen aus vergangenen Zeiten und Leben, sowie die aktuelle Familienproblematik werden somit erkannt, erlöst und in den Frieden geführt. Du hast unglaubliches geleistet und gemeistert. Bedenke, dass du rückwirkend für viele Generationen ein Licht der Befreiung bist. Du bist der Segens- und Glücksbringer deiner Ahnen und deiner selbst.

Jetzt wirst du mit erfrischenden, neuen Kräften dein Leben gut meistern. Die Zeit der Hilflosigkeit, welche du vielleicht in deiner Kindheit erlebt hast, kannst du nun überwinden und die Vergangenheit hinter dir lassen.

Die Rückenstärkung, die du nun erfährst, schenkt dir wieder Dynamik, Energie, Lebensfreude und Zuversicht.

Familie: Lippenblütler

TURMALIN DRAVIT

Du trägst großes Wissen in dir, aber auch große Empfindlichkeit und Verletzbarkeit. Ich schenke dir meine Kraft, um alte Wunden zu heilen. Nun ist es Zeit, nach vorne zu treten und den Platz in deinem Leben einzunehmen, der dir vorbestimmt ist und dir zusteht. Du hast die Kraft in dir, dein Leben durch deine Kreativität oder dein handwerkliches Geschick zu bereichern. Mit deiner inneren Gelassenheit kannst du dich wieder für das Leben öffnen und auch Teil der Gemeinschaft werden.

WIRKUNGSSPEKTRUM:
Antibakteriell, antibiotisch, schleimlösend, anregend, desinfizierend, krampflösend, schmerzstillend, schweißtreibend, pilztötend, u.v.m.

AFFIRMATION:
Ich segne die Vergangenheit und gehe entspannt in meine Zukunft.

DIE ENTSPANNENDE, BERUHIGENDE WIRKUNG KLÄRT MEINE PROBLEME AUF ALLEN EBENEN.

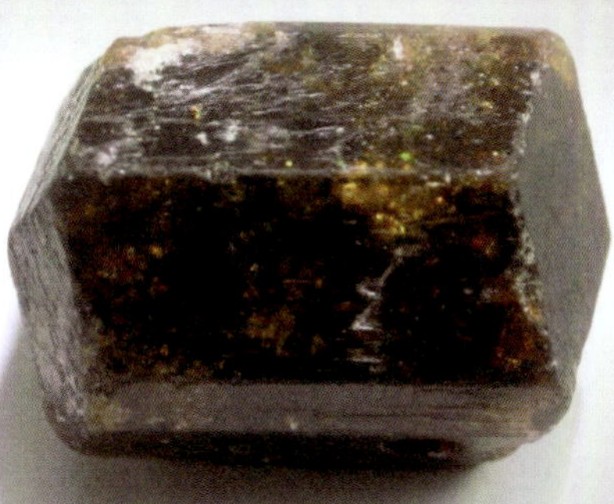

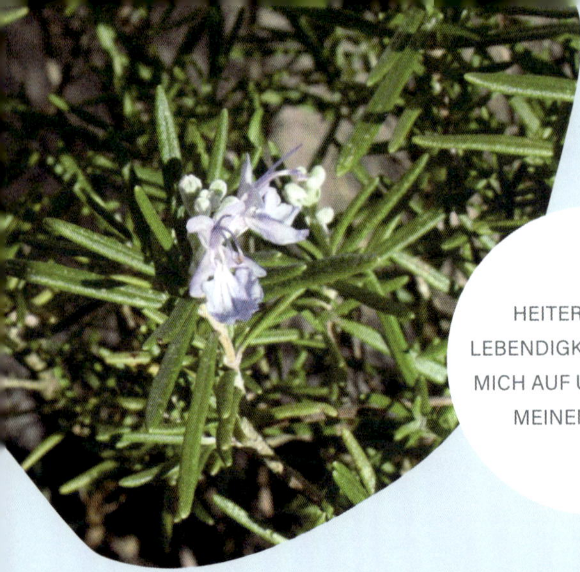

HEITERKEIT UND LEBENDIGKEIT MUNTERN MICH AUF UND STÄRKEN MEINEN WILLEN.

31 AUFMUNTERUNG

ROSMARIN

Rosmarinus officinalis

Das Sonnengeschöpf Rosmarin nimmt dich bei der Hand und hilft dir vergangene Trauer und Sehnsüchte loszulassen. Er heißt auch „Tau des Meeres" und ist ein Symbol für die Ewigkeit. Er führt dich zurück in die Lebendigkeit deines Lebens. Solltest du Familienmitglieder, dein über alles geliebtes Haustier, Freunde oder ein Projekt verloren haben, steckst du vielleicht noch in diesem Verlust fest.

Jetzt ist es Zeit, all das loszulassen und zu akzeptieren, was nicht mehr zu ändern ist. Segne die Vergangenheit, tröste dich und spreche dir Mut zu, damit du unbeschwert im Leben weiter gehen kannst. Rosmarin schenkt dir nun neue Lebensfreude und Zuversicht, dadurch räumt er Probleme aus dem Weg und lässt dich wieder frei durchatmen. Überwinde deine Blockaden, denn es gibt nichts Schöneres als sein Glück wieder mit jemandem zu teilen.

Jetzt kann es durchaus sein, dass du wie ein Magnet deinen Seelenpartner oder einen neuen Wegbegleiter in dein Leben

AQUAMARIN

Der Heilstein klärt und reinigt deine Aura und bringt deinen physischen, ätherischen, emotionalen, mentalen, und spirituellen Körper ins Gleichgewicht. Somit verhilft er dir zur tiefen Entspannung und erinnert dich wieder an deine Lebendigkeit, an dein inneres Kind und spielende Delfine im Meer, die auf den Wellen surfen. Mache es genauso und surfe auf der Welle deines Lebens. Egal, in welcher Lebenszeit du dich befindest, innere Jugendlichkeit hat nichts mit dem Alter zu tun. Lebe deine heitere Gelassenheit und Leichtigkeit. Neue erfüllende Erfahrungen warten auf dich.

WIRKUNGSSPEKTRUM:
Kreislaufanregend, pilztötend, durchblutungsfördernd, leberstärkend, nervenstärkend, geistige Leistungs- und Konzentrationsförderung, u.v.m.

ziehst, denn du sollst rundum glücklich sein.
Er symbolisiert aber auch Liebe und Treue, segnet und erfrischt die bestehende Partnerschaft und den Ehebund.
Familie: Lippenblütler

AFFIRMATION:
Ich gehe beschwingt und heiter auf meinem Lebensweg weiter.

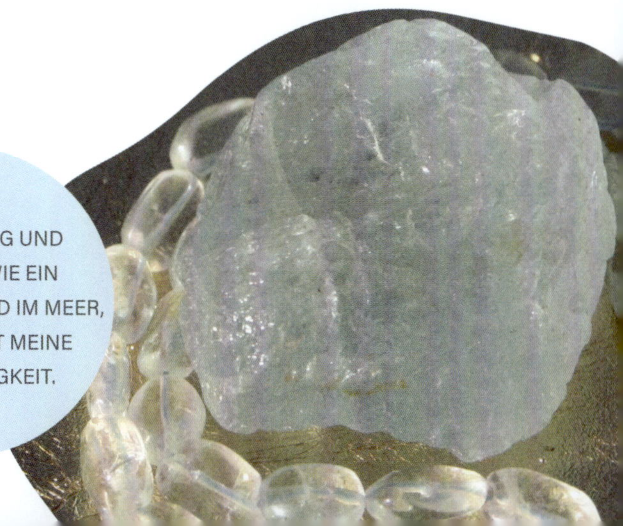

ERFRISCHUNG UND KLÄRUNG, WIE EIN REINIGENDES BAD IM MEER, UNTERSTÜTZT MEINE HELLSICHTIGKEIT.

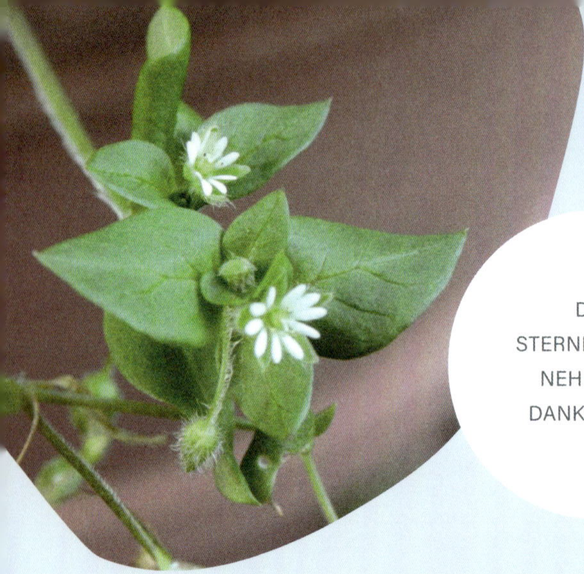

DEN STERNENSEGEN NEHME ICH DANKBAR AN.

32 STERNENSCHUTZ

VOGELMIERE

Stellaria media

So viele Sterne, wie am Himmelszelt strahlen, bringt sie Samen hervor. Sie erinnert dich an die „Sterntalerin" in dir, welche viel und jedem schenken und geben mag. Denke jedoch daran, dich nicht zu sehr zu verausgaben, gehe achtsamer mit deinen Energien um, denn dann bleibst du vital und kraftvoll und damit ist jedem am besten geholfen.

Ist Geduld nicht gerade deine Stärke? Stellaria media hilft dir dabei Geduld zu entwickeln und auch einmal abzuwarten, bevor du aktiv wirst.

Sie schützt dich, denn bedenke, du bist ein wertvoller Stern und verdienst das BESTE.

Lasse die Dinge erst dann geschehen, wenn es Zeit dafür ist.

Familie: Nelkengewächse

BERGKRISTALL

Der im Griechischen „krystallos“ genannte Stein, zaubert dir strahlende, regenbogenfarbene Schutzsterne in deine Aura. Er bringt dir Klarheit und Reinheit in deine Gedanken und erinnert dich an dein Sternenwissen aus vergangenen Zeiten. Er unterstützt dich, dass deine inneren Bilder, deiner Vision, bzw. Wünsche blitzschnell Wirklichkeit werden.
Stern, Stern, Stern, hab dich selber gern.

WIRKUNGSSPEKTRUM:
Entschlackend, abwehrkräftestimulierend, stärkend, schleimlösend, nierenanregend, juckreizlindernd, blutreinigend, wundheilend, entgiftend, u.v.m.

AFFIRMATION:
Ich bin rundum geschützt und behütet.

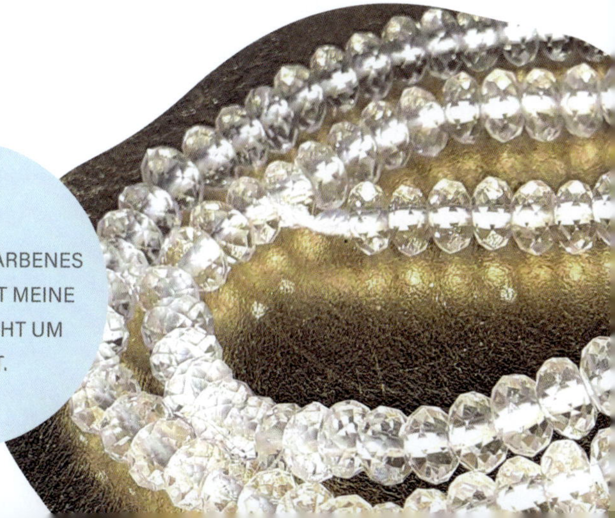

REGENBOGENFARBENES LICHT UMHÜLLT MEINE AURA ~ SCHICHT UM SCHICHT.

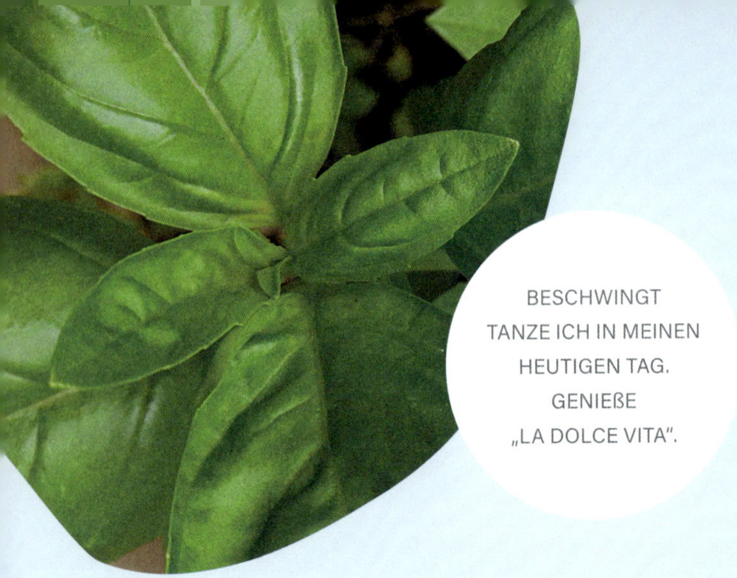
BESCHWINGT
TANZE ICH IN MEINEN
HEUTIGEN TAG.
GENIEẞE
„LA DOLCE VITA".

33 FRÖHLICHKEIT

BASILIKUM

Ocimum basilicum

So erfrischend, sanft und dennoch stark. Mein Grün strahlt in die Welt für dich zur Stärkung und Aufheiterung. Mit meinem königlichen Duft erquicke ich dein Herz und deine Seele. Wie ein fröhlicher, beschwingter Sommertanz, schenke ich dir die Leichtigkeit des Seins. Sei die Leichtigkeit, lege ab die Schwere die du trägst, höre schöne Musik und tanze dich aus den Kämpfen des Lebens frei. Ich sage dir, tanze dich in dein neues Leben, das vor dir liegt. Vielleicht einmal wieder Urlaub machen, sich etwas Schönes zum Anziehen kaufen, einmal wieder essen gehen oder in das Kaffee um die Ecke, egal was du wählst, es ist wichtig, dass du dir selbst etwas gönnst und großzügig zu dir selber bist, dadurch erweckst du die mediterrane Leichtigkeit, Lebendigkeit und Unbeschwertheit in dir.

Familie: Lippenblütler

OLIVIN (PERIDOT, CHRYSOLITH)

Ich erfrische dein Wesen und erfreue dein Herz.
Freude ist Heilung, Freude ist Glück, Freude ist wie ein wärmender Sonnenstrahl und lässt dir Flügel wachsen, welche dich über die Stolpersteine im Leben tragen.
Mit einer positiven Lebenseinstellung gelingt dir alles viel, viel besser und federleicht.

WIRKUNGSSPEKTRUM:
Appetitanregend, magenbesänftigend, libidosteigernd, antibakteriell, bei Nervenschwäche und Schwindelanfällen, u.v.m.

AFFIRMATION:
Ich tanze mich frei und genieße die Leichtigkeit des Seins.

UNBESCHWERTHEIT TRÄGT FREUDE IN MEIN HERZ.

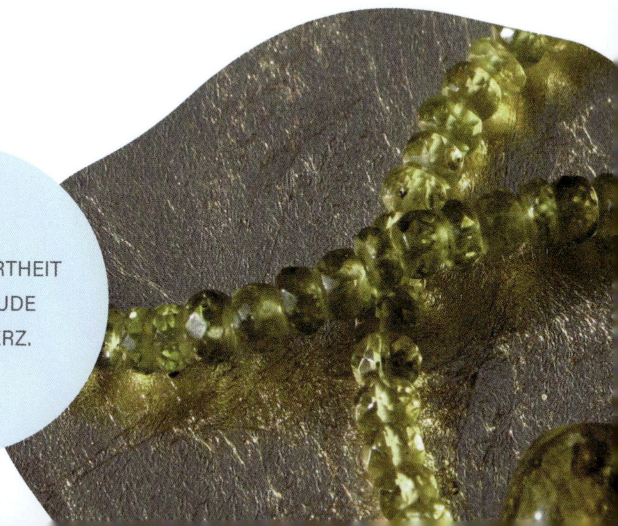

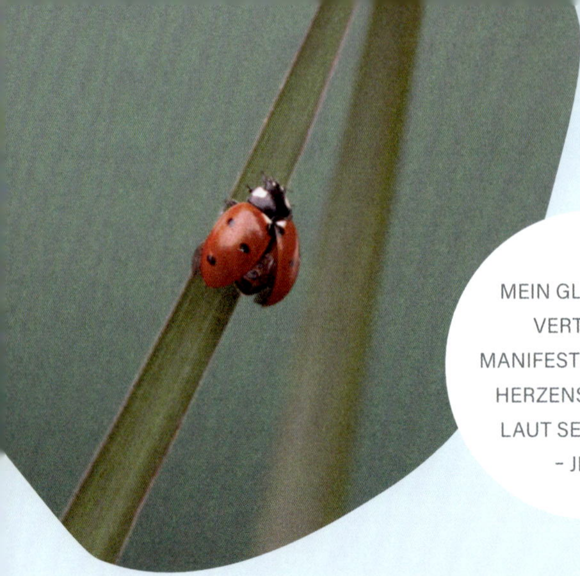

MEIN GLAUBE UND VERTRAUEN MANIFESTIEREN MEINE HERZENSWÜNSCHE LAUT SEELENPLAN - JETZT!

444 WUNSCHERFÜLLUNG

MARIENKÄFER

Coccinella septempunctata

Der Marienkäfer kommt in dein Leben geflogen und verstärkt die Anbindung zur allumfassenden göttlichen Quelle in dir. Schaue das Bild an und erfreue dich an diesem besonderen Glückskäfer. Deine innere Freude, bzw. dein inneres Kind aktiviert in diesem Moment die göttliche Anbindung in dir, falls du sie verloren hast. Vielleicht spürst du jetzt die Wärme und Glückseligkeit in dir, die dieses wunderbare Krafttier auslöst. Es ist ein Moment, der dein Leben bereichert, erfüllt und Wunder aktivieren kann, wenn du es dir erlaubst. Alles beginnt mit deiner inneren Entscheidung.
Gratulation.
Deine Selbstliebe und Wertschätzung sind der Schlüssel zur Wunscherfüllung. Öffne dich für die großen und kleinen Geschenke, die das Leben zu dir bringen will. Alles geschieht jetzt, gemäß deinem Seelenplan. Du bist verbunden mit der Unendlichkeit.

Wenn der Marienkäfer im Garten erscheint, oder wenn du von ihm träumst, fliegt dir das Glück auf alle Fälle zu, denn er gilt als Himmelsbote. Freue dich darüber, es ist nicht selbstverständlich, dass dir dieser Glückskäfer begegnet.
Du kannst ganz viel dazu beitragen, dem kleinen Nützling einen natürlichen Lebensraum zu erschaffen, indem du deinen Garten oder Balkon naturgerecht pflegst und auf jegliche Chemie verzichtest.

Begegnen dir diese kleinen „Blattlauslöwen", hast du viele fleißige Gartenhelfer am Werk. Jede einzelne Larve frisst bis zur Verpuppung hunderte von Blattläusen und gilt als fleißiger biologischer Dienstleister.

AFFIRMATION:
Ich öffne mein Herz und meine Hände um das Glück zu empfangen.

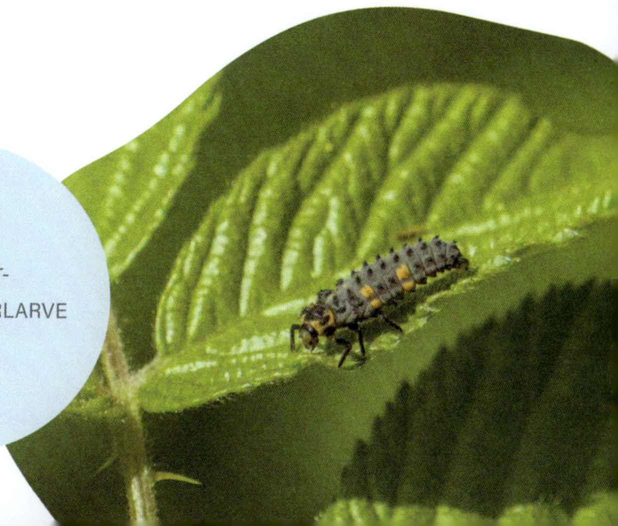

7-PUNKT-MARIENKÄFERLARVE

Meine vielen Erfahrungen durch die Hinwendung zu den Heilpflanzen, Heilsteinen, Spagyrik, Homöopathie, Blütenessenzen, usw. sowie meine erlebten Heilungen, haben mein Vertrauen zur Naturheilkunde und deren vielfältigen Wirkungsspektren vertieft. Meiner Meinung nach sollte bei einer Disharmonie im Körper, immer eine ganzheitliche Betrachtung von Körper, Geist und Seele erfolgen, denn wenn die Seele verstanden wird und heilt, tritt auch im Körper Heilung ein. Der Körper und die Seele sind eine Symbiose, welche niemals getrennt behandelt werden sollten.
Möge die Medizin der Zukunft wieder eine ganzheitliche, naturverbundene, allumfassende Heilkunst sein. Wir stehen am Anfang einer neuen Epoche und ich bin glücklich und dankbar darüber, ein Stück dazu beitragen zu dürfen, dein Bewusstsein und dein Vertrauen in die Natur-, Pflanzen- und Steinheilkunde, sowie die Kraft der mentalen und geistigen Heilung durch dieses Buch zu fördern. Jeder einzelne kann sehr viel zur eigenen Gesundheit und zum Wohle der Menschen, Tiere und Mutter Erde beitragen.

BEDENKE:
DIE NATUR
GIBT UNS ALLES,
WAS WIR
BRAUCHEN.

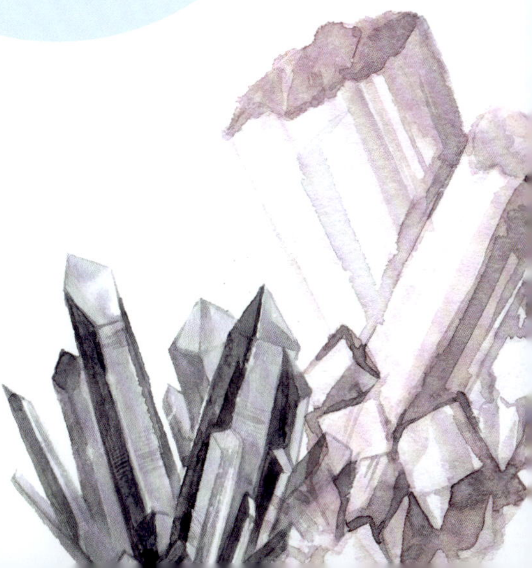

Johann v. Nepomuk Glück, geboren 1956 in Bayern, war schon als Kind immer gerne im Garten und sein Lieblingsplatz war in den Ästen vom alten Apfelbaum. Neben der Schule war der angrenzende Wald und da verbrachte er viel Zeit und genoss die Freiheit in der Natur. Er lebt mit seiner Frau in einem Haus mit großem Naturgarten und dieser beherbergt viele Nützlinge und Tiere. Er gab seinen IT-Beruf auf und widmete sich seiner Ausbildung zum Kräuterpädagogen / Volksheilkunde und belegte Kurse in der Heilsteinkunde. Er eröffnete einen kleinen Hofladen mit Kräutern und Heilsteinen und begann seine eigenen Kräuter zu trocknen und Kräuterteemischungen herzustellen.

Aus all den intensiven Erfahrungen der letzten Jahre und aus einer tiefgreifenden Lebenskrise, entsprang seine mediale Begabung und Berufung, eine Brücke zwischen den Heilpflanzen und Heilsteinen zu bauen, um diese zusammenzuführen, damit deren Heilpotenzial sich gegenseitig verstärkt. Daraus entstanden die Kombinationen und letztendlich dieses Buch. Seitdem widmet er sich ganz dem Schreiben und taucht immer mehr in das kostbare Heilpflanzen- und Heilstein Reich ein.

JOHANN VON NEPOMUK GLÜCK

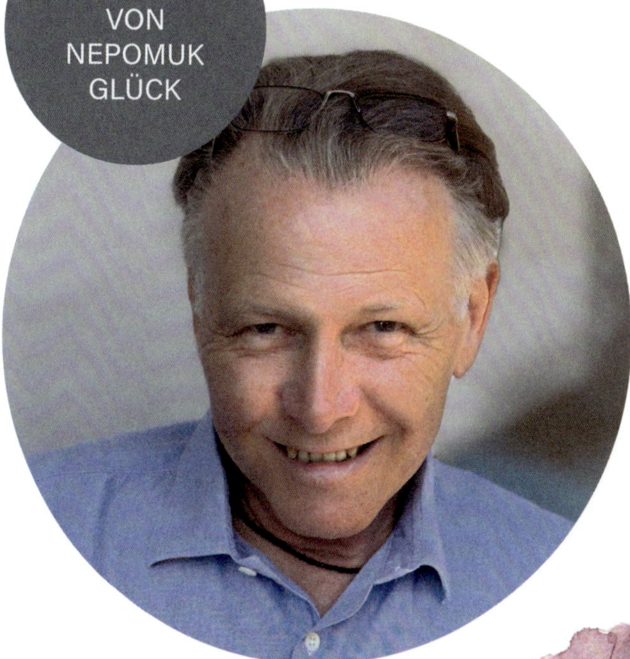

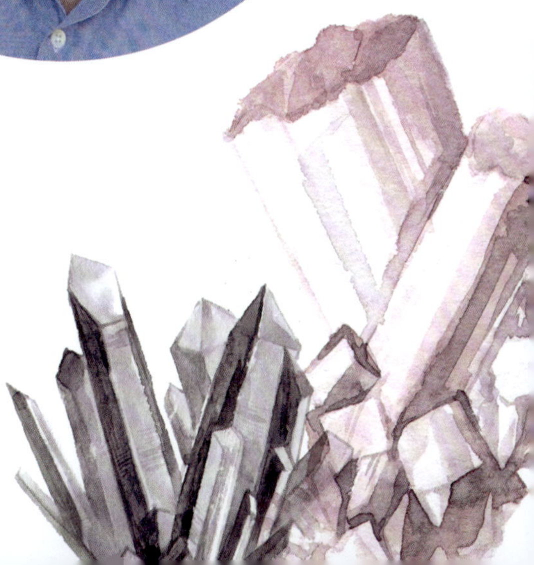

MÖGE DAS GLÜCK ALLZEIT MIT DIR SEIN.

Das Schönste
an diesem Buch ist,
dass es ein Geheimnis birgt,
dass jeder für sich entdecken wird.
Hier hast du Platz, um deine
persönliche Offenbarung
festzuhalten.

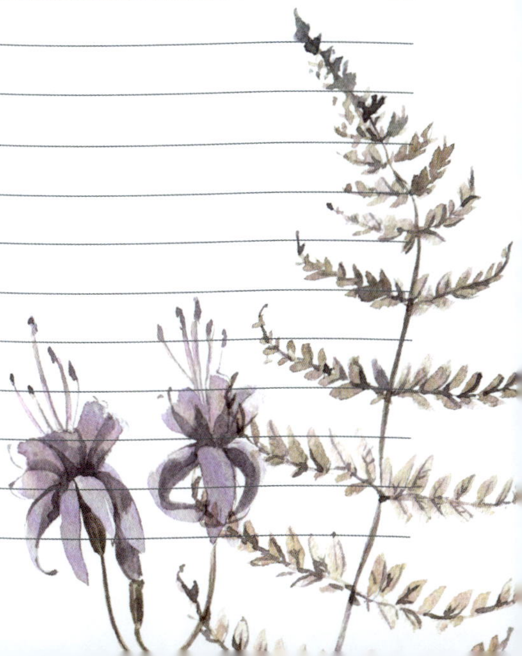

Welche Pflanze hat dich besonders angezogen?

Welche Steinfarbe hat dich besonders fasziniert?

Welche Affirmation ist dir als erstes wichtig gewesen?

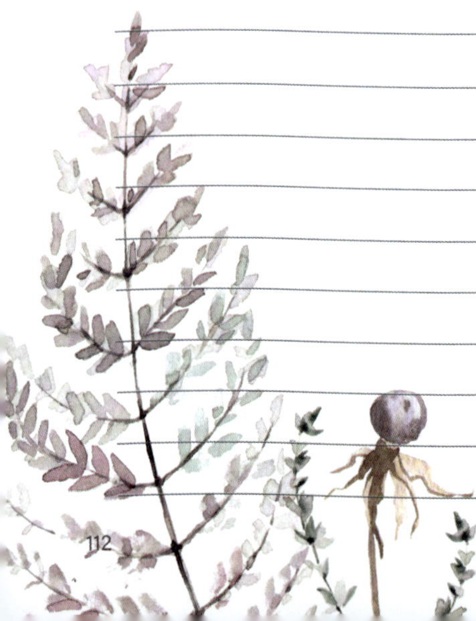

Was hat dich tief berührt?

Welche Erfahrung hast du bis jetzt gemacht?

Welche Botschaft war ein Aha-Erlebnis?

Welche Zahl begegnet dir im Alltag immer wieder?

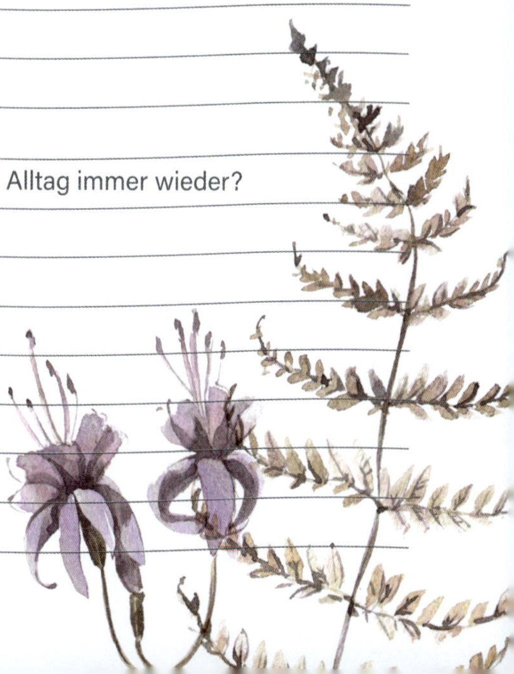

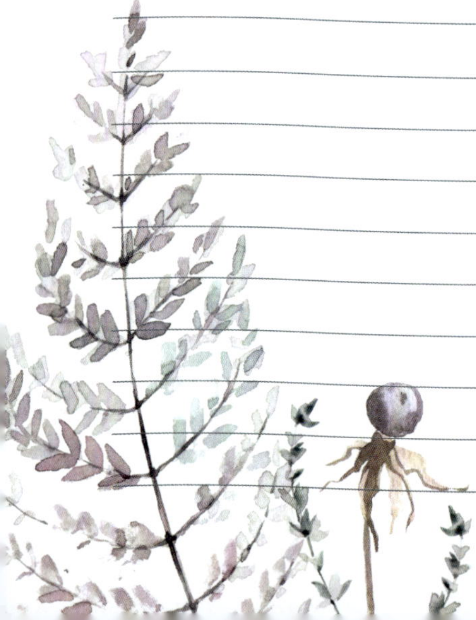

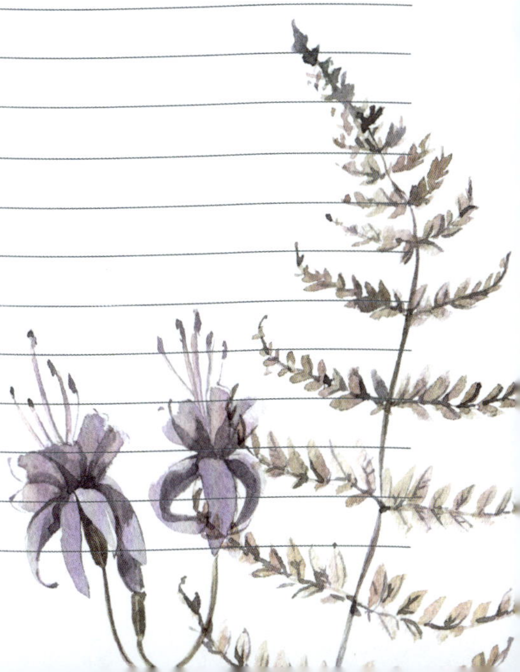

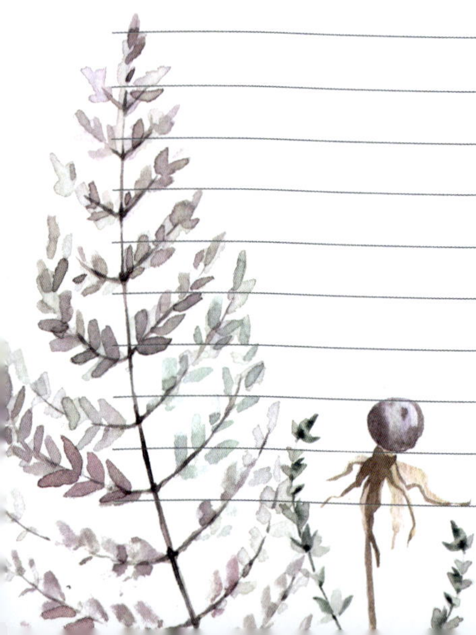

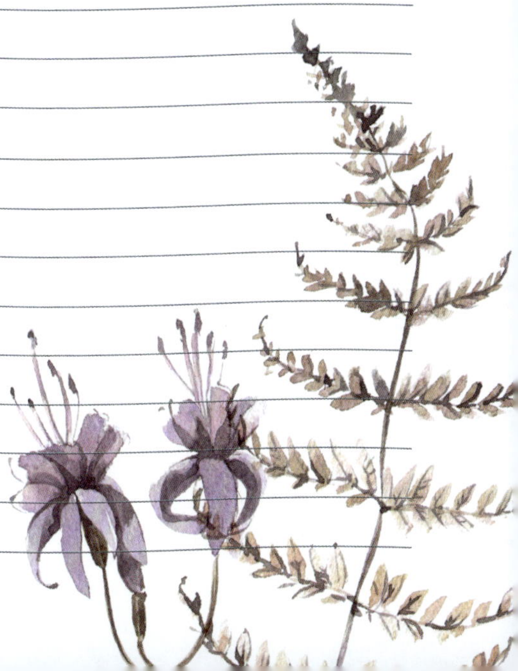

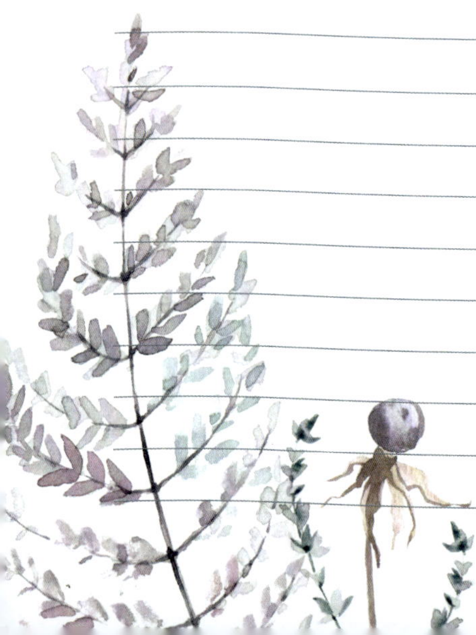

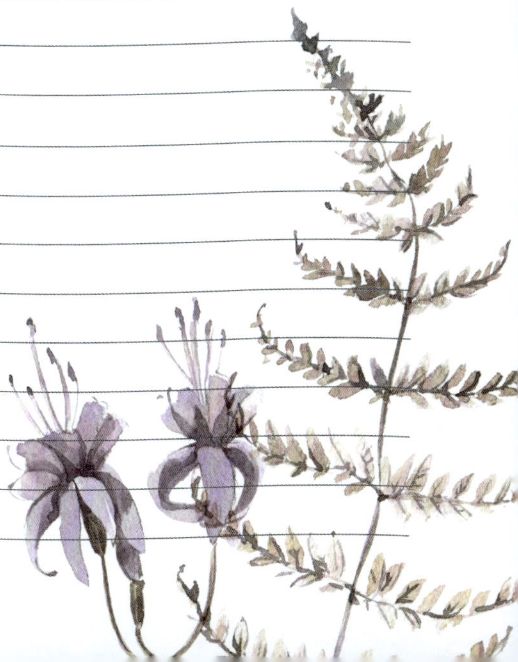

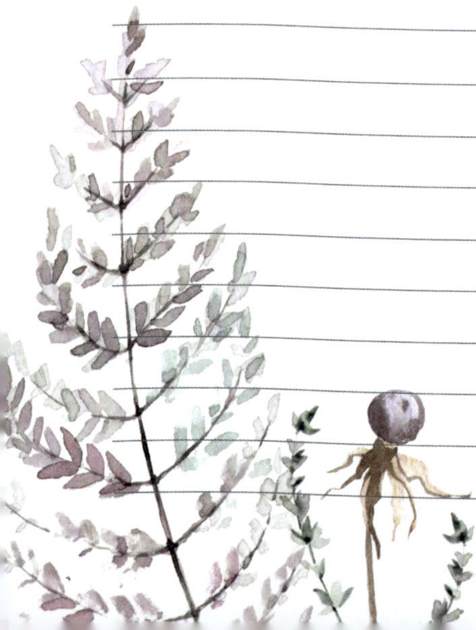

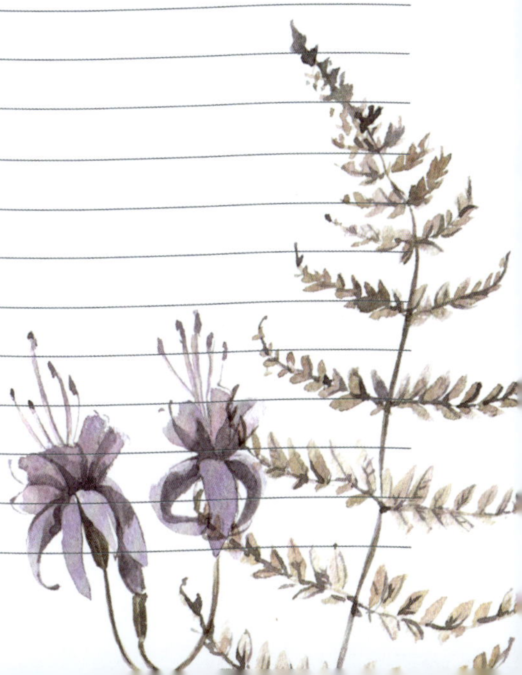

Das große Buch der Heilpflanzen
Apotheker M. Pahlow, Nikol Verlagsg. mbH&Co.KG Hamburg 2013
Das große Lexikon der Heilsteine
Methusalem Verlag Neu-Ulm, Januar 2010
Das Herz
Wolf-Dieter Storl AT Verlag, Baden u. München 2009
Die Steinheilkunde
Michael Gienger, Neue Erde GmbH 1995
Die 12 großen Heilbäume Mitteleuropas
Marianne Elisabeth Ziegler by Verlag Andreas Mächler Riehen / Schweiz 2011
Die Goldenen und Smaragdinen Heilpflanzen
Marianne Elisabeth Ziegler, Mächler Media 2011
Die Pflanzen der Kelten
Wolf-Dieter Storl, AT Verlag 3. Auflage 2003
Die Steinheilkunde
Michael Gienger, Neue Erde GmbH 1995
Gesundheit aus der Apotheke Gottes
Maria Treben, Verlag Ennsthaler Steyr 1980
Griechisches Eisenkraut
Dr. Günter Harnisch, VAK Verlags GmbH Kirchzarten 2012
Heilkräuter und Zauberpflanzen
Wolf-Dieter Storl, AT Verlag Aarau und Baden 2000
Hing'schaut und g'sund g'lebt
Hermann-Josef Weidinger, Verlag Freunde der Heilkräuter in A-3822 Karlstein / Thaya 1995 Band 2 2002
Kräuter für die Seele
Hermann-Josef Weidinger, Verlag Niederösterreichisches Pressehaus St. Pölten-Wien 2004
Lexikon der Alpenheilpflanzen
Astrid Süßmut, AT Verlag Aarau und München 2013

Marienpflanzen

Simone Widauer, AT Verlag Baden und München 2009

Medizin der Erde

Susanne Fischer-Rizzi, Narayana Verlag 2019

Pflanzengöttinnen

Ursula Stumpf, Franckh-Kosmos Verlags GmbH und Co.KG Stuttgart 2010

Taschenlexikon der Heilsteine

Werner Kühni und Walter von Holst, AT Verlag Baden und München 2004

Pflanzliche Urtinkturen

Roger und Hildegard Kalbermatten at Verlag 2018

Bachblüten

Sigrid Schmidt, GU Kompass Gräfe und Unzer Verlag GmbH München 2008

Eva Marbach

https://heilkraeuter.de/

Blütenseelen

Annette Knell Schwedhelm, Verlag 2010

natur und heilen

Paula Groß v. Trockau Verlag Natur & Heilen München

DIR HAT DAS BUCH GEFALLEN?

Vielen Dank, dass du mein Buch gelesen hast. Ich hoffe sehr, dass ich dir etwas mitgeben und dich unterstützen konnte. Wenn es dir gefallen hat, würde ich mich sehr freuen, wenn du ihm bei dem Online-Shop eine Bewertung gibst, bei dem du es bestellt hast. Oder du schreibst bei einem deiner Lieblings-Buchportale eine Rezension. Deine Meinung zu meinem Buch ist mir sehr wichtig und eine kleine Anerkennung für meine Arbeit. Außerdem hilft es mir, neue Leser für meine Bücher zu finden.

Vielen Dank für deine Unterstützung!

KAMPENWAND
VERLAG

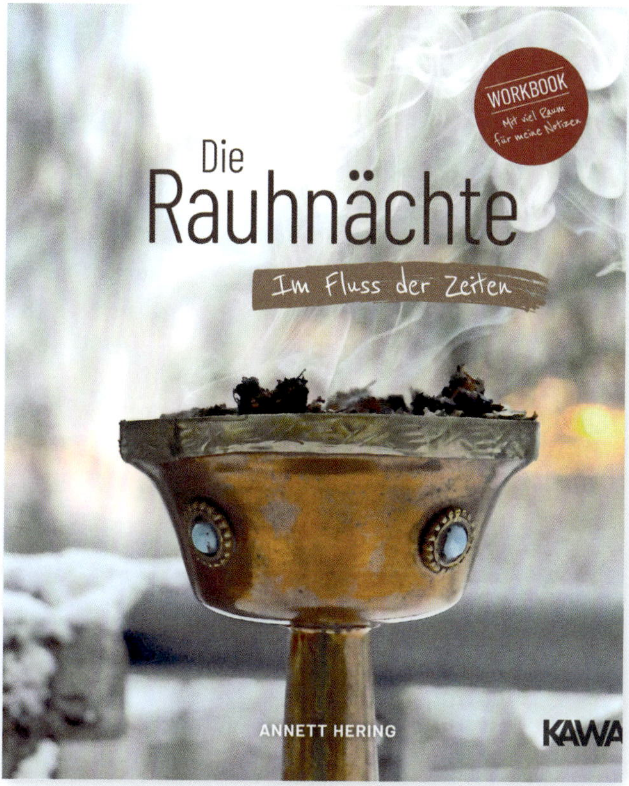
WORKBOOK
Mit viel Raum für meine Notizen
Die Rauhnächte
Im Fluss der Zeiten
ANNETT HERING
KAWA